Kevin Hardcastle

Im Käfig

Aus dem kanadischen Englisch von Harriet Fricke

Herausgegeben von Wolfgang Franßen

Polar Verlag

Die deutsche Übersetzung wurde ermöglicht durch die freundliche Unterstützung des Canada Council for the Arts.

Canada Council for the Arts Conseil des arts du Canada

Originaltitel: In the Cage
Kevin Hardcastle's »In the Cage« was first published in 2017 in English by Biblioasis

Deutsche Erstausgabe, 1. Auflage 2019
Aus dem kanadischen Englisch von Harriet Fricke

www.polar-verlag.de

Redaktion: Eva Weigl, Claudia Denker
Umschlaggestaltung: Robert Neth, Britta Kuhlmann
Coverfoto @ GVS/adobestock
Autorenfoto: © Katrina Afonso 2017
Satz: Martina Stolzmann
Gesetzt aus Adobe Garamond PostScript, InDesign
Druck und Bindung: CPI books GmbH, Leck, Deutschland

ISBN: 978-3-945133-85-9

Erster Teil

Im Cage kämpfte Daniel zum ersten Mal an seinem siebenundzwanzigsten Geburtstag. Er hatte als Amateur geboxt, mit einer Bilanz von zweiundzwanzig zu zwei, davon zwanzig Siege durch Knock-out. Die beiden Niederlagen waren Punktentscheidungen gewesen, und er war bei den Kämpfen nur ein einziges Mal verletzt worden, verlor darüber aber kein Wort. Der Boxzirkus war nicht sein Ding, aber bevor Daniel ins Profilager gedrängt werden konnte, landete sein Trainer im Fenbrook-Gefängnis, weil er krumme Geschäfte für den örtlichen Motorradclub gemacht hatte. Er kam nicht wieder. Daniel ging nicht mehr ins Gym, dann sah er im Fernsehen einen Muay-Thai-Fight und wusste, dass sich das Boxen für ihn erledigt hatte. Im folgenden Jahr bestritt er zwölf nach nordamerikanischen Regeln durchgeführte Wettkämpfe im Kickboxen und gewann sie alle durch Knock-out. Er kämpfte in Quebec und Alberta und auf dem Territorium der First Nations, einige der Kämpfe landeten nicht in seiner Bilanz, einige wurden nach Thai-Regeln durchgeführt, und die dünnen Matten in den Ringen wurden wieder und wieder mit dem Blut von Männern besprenkelt.

Im südlichen Alberta fand er ein Gym, eher einen Lagerraum mit Bodenmatten, wo er mit zwei Weißen Jiu-Jitsu trainierte, die eine Armeleutevariante von einem Tagelöhner mit brasilianischen Wurzeln gelernt hatten. Wieder in Ontario entdeckte Daniel ein Gym, in dem Männer mit zweifelhaften Verbindungen zu Kämpfern aus Rio de Janeiro und Curitiba echtes Brazilian-Jiu-Jitsu trainierten, und sie schlugen Daniels Ohren blutig, verdrehten ihm die Glieder, und er träumte jede Nacht davon, wenn er mit Schmerzen am ganzen Körper in seinem Ein-Zimmer-Loch im

Osten der Stadt lag. Mit seinem Vater redete er nicht mehr, er fuhr auch nicht mehr in den Norden, wo er geboren und aufgewachsen war. Der Alte wollte, dass er nach Hause kam und als Schweißer arbeitete, aber der Junge wollte von diesem Leben nichts wissen. Man hatte ihm Jobs in weit abgelegenen, zugefrorenen Orten ohne Fight-Gyms angeboten, aber die waren längst vergeben, also putzte Daniel die Flure und Klos der Uni, an der er nun doch nicht studierte, manchmal schippte er auch Schnee aus den Einfahrten und streute Salz auf die pockennarbigen Stufen der Vordertreppen.

In einem Cage in der Nähe von Fort McMurray wurde er siebenundzwanzig. Sein Gegner hatte einen riesigen Mutantenkopf mit Blumenkohlohren und eingedelltem Nasenrücken. Mit seinen einhundertundzwei Kilo war Daniel dem Mann gewichtsmäßig unterlegen, aber er hatte keinen Manager mehr, und der Fight wurde kurzerhand als Catchweight-Kampf eingestuft, und wenn er abgehauen wäre, hätte er kein Geld gesehen. Der einzige Schlag des Riesen ging daneben, dann musste er eine Zweierkombination einstecken, ging zu Boden, wurde von Daniel umtänzelt, eine Augenbraue platzte unter Ellbogenschlägen auf, und sein Kopf prallte auf die Matte, während er die Unterarme hochzureißen versuchte.

Daniel kämpfte in einer Legion Hall in Lethbridge und ließ einen amerikanischen Ex-Wrestler, eine Rippe gebrochen, das linke Auge zugeschwollen, zusammengekrümmt am Käfiggitter zurück. Er kämpfte in Red Deer und Grande Prairie, und beide Gegner waren jünger, hielten aber nicht länger als eine Minute durch, und als er zu seinem nächsten Kampf in einem Billig-Kasino in Lloydminster kam, war der Gegner nicht da. Der Promoter wollte ihm kein Geld geben, rückte es am Ende aber doch raus, später saß Daniel allein in seinem Motel-Zimmer und vertrank jeden unverdienten Cent. Er kämpfte in einem Reservat hinter Vancouver, und sein Gegner brach ihm die Nase mit einem regelwidrigen Kopfstoß, den der Ringrichter nicht sah, und Daniel spuckte zwischen den Runden Blut und Dreck und sein Ohr schmerzte, weil ihm der andere mit dem Rücken seines Handschuhs das halbe Ohrläppchen abgerissen hatte. Die zweite Runde lief noch keine Minute, da lag der andere Mann nach einem Kopftritt bewusstlos auf dem Bauch und Daniels Schienbein brannte, während er mit erhobenen Fäusten am Rand des Cage entlanglief und sein Cutman versuchte, ihm die Nasenlöcher zu tamponieren. Er kämpfte in Olympia und Portland und auf einer Ranch in Montana, wo Cowboys und Rednecks draußen auf den Holztribünen saßen und Bier tranken, als wären sie bei einem Footballspiel der Highschool. In Lincoln, Nebraska, krachte er mit seinem Gegner durch die Käfigtür, und als sie auf dem kalten Beton auftrafen und die wenigen Zuschauer zurückwichen, wussten sie zuerst nicht, was sie tun sollten. Zurück im Cage brachte Daniel den Gegner mit einer rechten Overhand zu Boden und bekam Angst, weil der andere eine halbe Ewigkeit brauchte, um wieder zu sich zu kommen. Er fuhr in eine kleine Stadt kurz hinter Kansas City, Missouri, an deren Namen er sich nicht erinnerte, und dort musste er sich aus der Hintertür der Gemeindehalle rausschleichen und kämpfte danach nie wieder so weit im Süden. In Quebec fanden jetzt auch Fights statt, er kämpfte dort oft und gewann zwei im Fernsehen übertragene Wettkämpfe. In Ontario gab es eigentlich keine legalen Fights, aber er kämpfte in den Reservaten der Akwesasne und Rama und fuhr dann weiter Richtung Westen.

In einem Provinzkrankenhaus hinter Medicine Hat klammerte eine Schwesternhelferin mit langen roten Haaren seine Augenbraue und nähte eine Platzwunde an seinem Schienbein mit siebzehn

Stichen. Sie fragte ihn, was er mit seinem Leben anfinge, und er stellte ihr dieselbe Frage. Sie war einundzwanzig, ihre Familie kam aus den Vereinigten Staaten, aber sie war auf der kanadischen Seite des neunundvierzigsten Breitengrads geboren, warum wusste sie nicht oder wollte sie nicht sagen. Mit ihrer älteren Schwester hatte sie ein paar Jahre in British Columbia gelebt, bis ihre Schwester nach Hause zurückgekehrt war, um den kranken Vater zu pflegen. Wie sie Daniel erzählte, war sie, wie alle anderen und er auch, wegen eines Jobs nach Alberta gekommen. Er zuckte beim ersten Stich zurück, aber sie ließ nicht locker. Ein Mann, der sich für ein Trinkgeld ins Gesicht schlagen ließ, aber Angst vor Nadeln hatte. In Medicine Hat kämpfte er nicht noch mal, aber er ging wieder ins Krankenhaus, um sich die Fäden ziehen zu lassen, und danach erfand er neue Verletzungen und abenteuerliche postoperative Beschwerden. Bevor der erste Schnee des Jahres gefallen war, hatte er noch zweimal gekämpft, und sie heirateten, als der kalte, bittere Winter kam, das Land veröden ließ und nur die Lichter einzelner Häuser in der dunklen Prärienacht über kahle Felder und leere Straßen hinwegbrannten.

In der finsteren Jahreszeit bekamen sie eine rothaarige Tochter. Über acht Pfund schwer, und sie trat und schrie. Wenn er geglaubt hatte, zu wissen, was Liebe war, dann hatte er sich geirrt. Jemanden zu lieben, nur weil er lebte. Jemanden bis zur Verzweiflung zu lieben, nur weil er diesen winzigen Raum einnahm. Das war die Liebe, die er für das Mädchen empfand, und manchmal konnte er sie kaum ansehen, weil er nicht wusste, wie er damit umgehen sollte.

Eins

Sie fuhren durch ein Maisfeld, die aufgehende Sonne weiß glühend in den Seitenspiegeln. Der Streifenwagen krängte hin und her wie ein Boot beim Einsetzen eines Sturms, ständig versanken die Reifen im zähen Schlamm und drehten sich wieder frei. Wortlos waren sie schon eine ganze Weile gefahren. Halme lagen wie zerhäckselt herum, und der Wagen folgte der Schneise der Zerstörung, anderthalb Meter hohe Wände aus reifem Mais hinter beiden Türen. Raus kamen sie auf einer Lichtung, die aussah, als wäre ein Tornado niedergegangen. Und dort fanden sie Daniels Pick-up.

Der Wagen lag auf der Seite, die Beifahrertür im Boden eingesunken. Maisstängel hatten sich im Kühlergrill und in den vorderen Kotflügeln verfangen und ragten unter den verbogenen Scheibenwischern empor. Halme hatten sich um beide Achsen gewickelt und zu einer Art grobem Seil verdreht, schmutzig und zerfasert. Die Windschutzscheibe war nach vorne gedrückt und lappte heraus wie die Zunge an einem alten Schuh. Der Streifenwagen hielt, Daniel stieg aus und ging zum Autowrack, bei jedem Schritt wühlten seine Stahlkappenstiefel den durchweichten Boden auf und kamen schwer von Matsch wieder hoch. Im Näherkommen betrachtete er den hochkant stehenden Pick-up. Daniel ging in weitem Bogen um die halb eingedrückte Kabine, bis er die Ladefläche sah. Dann blieb er stehen.

Constable Smith kam jetzt ebenfalls herbei und hatte Mühe, die Schuhe nicht zu verlieren. Er rief etwas, aber Daniel hörte nicht hin. Das Schweißgerät war verschwunden. Daniel kniete sich hin und fuhr mit der Hand über die Innenseite der Box, über die Bolzenlöcher im Blech. Er stand auf und sah die tiefen Narben in der Ladefläche, wo das Schweißgerät aus der Verankerung gerissen worden war. Seine Hände umklammerten die Kante der Box. Als sich die Knöchel weiß färbten, ließ er eine Hand sinken und schaute über das Feld. Der nahe Wald stand schwarz und still. Nebelschwaden hingen wie Geister an den Tannen.

Daniel versetzte dem Pick-up einen Stoß und spürte, wie der Wagen leicht schwankte. Er ging herum und betrachtete den Unterboden. Griff nach oben, drehte den Hinterreifen. Nabe himmelwärts. Er legte den Kopf in den Nacken, und ein Schwarm verspäteter Wildgänse flog in ständig wechselnder V-Formation laut schnatternd vorbei. Innerhalb von Sekunden wurden sie am südlichen Himmel kleiner, und nachdem sie fort waren, bewegte sich lange Zeit nichts mehr.

Der Constable stand gut drei Meter vom Pick-up entfernt und beobachtete den Mann.

»Hey, Sie gehen besser nicht näher ran«, sagte Smith, »falls das Ding umkippt.«

»Wär mir fast lieber«, sagte Daniel.

»Was?«

Daniel sagte nichts. Stand einen Moment nur da und ging dann wieder ums Autowrack herum. Trat einen Schritt zurück und rammte einen Stiefel ins Dach. Der Pick-up neigte sich noch weiter, ächzte und rutschte weg. Dann ging alles sehr schnell. Die Reifen landeten auf dem Boden, das Fahrzeug bockte nicht, erzitterte aber doch so stark, dass es eine Radkappe verlor.

Zwei

In der dunklen, pissnassen Seitenstraße stand Daniel unter einer kargen Lampe. Eine einsame Glühbirne stak in einer Fassung im modrigen Stein, schwach oranger Schein, hohes, leises Summen. Regen fiel darauf und verdampfte zischend. Die Hände in den Jackentaschen, starrte Daniel ausdruckslos auf die keine drei Meter entfernte Mauer. Seit sie den Pick-up gefunden hatten, waren vier Tage vergangen, er hatte den Wagen zum Mechaniker gebracht und zusammenflicken lassen. Daniel parkte einen Block weiter und hoffte, durch die Karosserie würde kein Wasser eindringen. Autos fuhren an der Straßenmündung vorbei, trieben Kies aus flachen Schlaglöchern und schickten Regenwasser auf den Bordstein, das sofort wieder in die Löcher zurückschwappte. Das Prepaidhandy in Daniels rechter Hand klingelte und vibrierte. Als er darauf schaute, bog ein schwarzer Van von der Straße ab und ruckelte auf ihn zu. Er steckte das Handy in die Hosentasche und hakte die Daumen unter das Gürtelleder. Der Wagen hielt mit offener Seitentür, Daniel stieg ein, zog die Tür hinter sich zu, und der Van fuhr tiefer in die Gasse, hinein in die wartende Dunkelheit.

Sie waren in einem unfertigen Lagerhaus aus Betonstein und Stahlblech, in etwa so groß wie die Sporthalle einer Highschool. Fünf Männer insgesamt. In der Mitte des Raums ein Tisch mit einem Matchsack obendrauf. Sonst nicht viel mehr. Clayton saß am Tisch, die Arme verschränkt. Sehnig, breite Schultern, schmale Taille, Klamotten wie ein Manager, der versucht, sich leger zu kleiden. Kurzes graues Haar ohne Scheitel, die gefurchte, alte Haut an Wangen und Kinn glatt rasiert. Ein Mann saß ihm gegenüber und rauchte. Asselin, ein Dealer, der Französisch sprach.

Wallace King saß neben Clayton, blätterte Bündel von Scheinen durch und legte das gezählte Geld beiseite. Clayton starrte Asselin über den Tisch hinweg an. Der Mann stieß den Rauch zu laut aus und klopfte Asche von seiner Zigarette, selbst wenn es keine abzuklopfen gab. Unter der Lederjacke war er unbewaffnet, aber sein Bodyguard neben der Tür hatte eine halb automatische Pistole im Holster stecken, Klettverschluss geöffnet. Daniel stand auf der anderen Seite des stählernen Türrahmens, beobachtete den Tisch, das Zählen und den Mann Clayton gegenüber. Aus dem Augenwinkel behielt er auch den Bodyguard im Blick.

»Ich kenn dich«, sagte der Bodyguard.

Daniel schaute kurz zu ihm hin. Der Mann trug ebenfalls Leder, aber wie Daniel tippte, hatte man für eine Jacke in seiner Breite eine halbe Rinderherde abschlachten müssen. Seine Haut hatte die ungesunde rosa Farbe eines mit gekauftem Testosteron vollgepumpten Mannes. Seinen richtigen Namen kannte Daniel nicht, aber die anderen nannten ihn Bole, wohl wegen der vielen Anabolika, die er schluckte.

»Im Cage braucht man eher keine Pistole, oder?«, sagte Bole.

»Was soll das Scheißgelaber?«, fragte Daniel.

Bole grinste und lehnte sich mit dem Rücken gegen die Wand. Versuchte, sich größer zu machen.

Am Tisch legte Wallace King das letzte Geldbündel zur Seite und schaute zu Clayton. Niemand sagte was. Clayton nickte, nahm Asselins Hand, schüttelte sie und hielt sie einen Moment lang fest, bevor er sie wieder losließ. Der Mann warf die Kippe auf den Boden und trat sie beim Aufstehen aus. Sein Bodyguard setzte sich in Bewegung. Nach wenigen Schritten merkte Bole, dass Daniel nicht mehr neben ihm war. Er blieb stehen, blickte sich um. Daniel verließ seinen Posten neben der Tür, holte Bole ein und ging mit ihm weiter. Clayton und Wallace standen jetzt.

Wallace hatte das Geld in den Matchsack geschoben, und dieser hing schwer an seiner rechten Faust. Der Bodyguard baute sich neben seinem Boss auf, sodass Bole und Daniel sich erneut gegenüberstanden, nun getrennt durch den Tisch. Wallace wollte Clayton den Matchsack geben, Clayton griff danach, doch dann kam seine andere Hand nach vorne und hielt ein Messer, und es glitt durch Asselins Wange, zog eine Linie durch die Haut. Die Linie wurde breiter, die Haut teilte sich, für einen Moment sah man rotes Fleisch und weiße Zähne, dann lief Blut.

Asselin taumelte rückwärts, sein Bodyguard sah den Schnitt nicht gleich, doch seine Hand bewegte sich schon zum Holster. Daniel trat gegen den Tisch, dieser traf Bole oben am Bein, und seine Hand wischte an der Waffe vorbei. Dann war kein Tisch mehr zwischen ihnen, und Daniel feuerte eine kurze Rechte gegen Boles Kinn, und als der Mann sich krümmte, legte er mit einem linken Haken und einer rechten Geraden nach. Boles Augen rollten nach hinten, bis nur noch das zuckende Weiß zu sehen war. Der Bodyguard ging zu Boden, Daniel hechtete hinterher und packte die Pistole, noch bevor Bole der Länge nach auf dem kalten Beton aufschlug. Die Waffe in der Hand, kam Daniel wieder hoch, drehte sich um und sah, wie Clayton auf den Mann mit dem Schlitz in der Wange einredete. Er hatte einen Revolver unter der Jacke hervorgezogen und drückte ihn an Asselins Schläfe. Asselin kauerte am Boden und versuchte, sein Gesicht zusammenzuhalten, während Blut durch seine Finger sickerte und über Unterarm und Ärmel lief. Er zuckte unter der Waffe hin und her, sein Blut tanzte über den Beton und malte seltsame Muster.

Daniel hielt die Waffe des Bodyguards, und als er darauf schaute, hatte er den Finger nicht mal am Abzug. Wallace kam zu ihm und streckte ihm eine große, haarlose Hand entgegen.

»Die nehm ich, Fighter«, sagte er.

Daniel gab ihm die Pistole, und Wallace reichte ihm den Matchsack mit dem Geld. Wallace checkte das Patronenlager, ließ den Schlitten zurückfahren und ging dorthin zurück, wo sein Boss Asselin die Waffe an den Kopf hielt. Clayton sagte etwas zu dem Mann, plötzlich weiteten sich Asselins Augen, er riss die Hand von der Wange und griff nach seiner Schulter, seinem Nacken. Dann kippte Asselin um.

Clayton senkte die Waffe und schaute auf den Mann. Er blickte zu Wallace, der schüttelte den Kopf.

»Was hast du mit ihm gemacht?«, fragte er.

»Nichts«, sagte Clayton. »Also, danach nichts mehr.«

Wallace trat gegen Asselins Stiefel. Der Mann rührte sich nicht. Daniel ließ den Matchsack fallen und lief zu ihnen. Kniete neben dem Mann nieder. Hielt eine Hand über Asselins Mund und Nase und beugte sich vor. Blut sickerte unaufhörlich aus dem klaffenden Spalt im Gesicht des Mannes.

»Wolltest du ihn umbringen?«, fragte Daniel laut.

»Eigentlich nicht«, sagte Clayton.

Daniel schaute von Clayton zu Wallace.

»Ihr verdammten Idioten«, sagte er.

Er beugte sich wieder über Asselin und hielt das Ohr an dessen Mund. Horchte einige Sekunden, drehte den Kopf, legte Zeigefinger und Daumen ringförmig über Asselins Lippen und blies. Die Wange des Mannes klaffte auf, es sprudelte rot.

»Scheiße«, sagte Daniel. »Ich glaub, der Typ hat 'ne Herzattacke.«

Er drückte fest auf das Brustbein des Mannes, zählte bis dreißig, beugte sich vor, horchte. Beatmete ihn.

»Hör auf«, sagte Clayton.

Daniel versuchte es weiter.

»Was machen wir, wenn er wieder zu sich kommt?«, fragte Clayton. »'Nen Scheißkrankenwagen rufen?«

Daniel hatte erneut fast bis dreißig gezählt, als Clayton ihn und Asselin umrundete und seine Pistole auf den Bodyguard richtete. Er schoss Bole drei Mal ins Herz und jagte ihm eine weitere Kugel in den Kopf.

Der Van stand auf einem etwas breiteren Lehmpfad, keine zehn Meter von der schmalen Bucht entfernt. Auf der zum Wasser zeigenden Seite krümmten sich Zweige von Banks-Kiefern am Blech des Wagens. Eine Rampe war über die flachen Felsen und den Strand gebaut. Sie führte zu einem baufälligen Steg, der zwar niemandem gehörte, aber je nach Bedarf ausgebessert und erweitert wurde. Die drei Männer saßen schweigend im Van, während die blauen Ziffern auf dem Armaturenbrett die Minuten hochzählten. Ansonsten Dunkelheit. Nicht lange und sie hörten das entfernte Knattern eines kleinen Motors.

»Das ist er«, sagte Wallace.

Er stieg aus, einen Müllbeutel in der Hand, der leicht hin und her schwang, während er über die Rampe ging. Bis zu der Stelle, wo der Steg den Strand verließ. Das einfahrende Boot hatte einen Scheinwerfer, der abrupt ausging. Der Motor tuckerte leise. Wallace stand auf den Bohlen, wartete. Bückte sich und hob etwas auf. Im Dunkeln stieg ein Mann vom Boot und fing an, Seile um Klampen zu schlingen. Er richtete sich auf, die beiden redeten. Wenige Sekunden später pfiff Wallace gerade so laut, dass etwas aus dem Gestrüpp neben dem Van hochschreckte.

Clayton fuhr rückwärts über die Rampe bis zum Ende des Strands. Auf den letzten Metern des Gefälles lockerer Sand. Er stoppte und zog die Handbremse an. Die Hecktür ging auf, und Wallace griff nach der Plastikplane, in die die kleinere Leiche gewickelt war.

»Willst du nicht aussteigen und ihm helfen?«, fragte Clayton.

Daniel rutschte auf dem Sitz nach vorne, stieg aber nicht aus. Ein roter Schimmer auf seinen Händen. Er hatte sie im Lagerhaus waschen wollen, aber in dem Rohbauskelett keine Seife gefunden. Der metallische Geschmack von Blut geisterte wieder durch seinen Mund.

»Ich glaub nicht«, sagte er.

»Nein?«

»Auf keinen Fall.«

Clayton musterte ihn und stieg aus. Warf die Tür zu. Er ging zum Heck, wo Wallace bereits einen Gitterwagen aus der Halterung an der Bordwand gelöst hatte. Mit etwas Kraftaufwand setzte er den Wagen auf den Steg, dann drehte er sich um und zerrte eine eingewickelte Leiche raus. Schob die Hände unter die Spanngurte, die das Plastik hielten, und wuchtete den Mann auf den Boden des Gitterwagens. Bei der zweiten Ladung hockte Clayton hinten im Van und schob mit an. Er sprang auf den Steg und half Wallace, den Toten in den Käfig zu befördern. Wallace bugsierte den Wagen über die Bohlen und bei jeder Lücke klapperten die Räder. Clayton bedankte sich höhnisch bei Daniel und folgte Wallace zu dem Mann mit dem Boot.

Sie schauten zu, wie das Boot mit seiner Fracht im Dunkeln verschwand. Hörten es kaum. Landeinwärts sahen sie winzige Lichter auf der Hügelkette. Auf der Insel den entfernten Schein von Lampen. Clayton hatte eine Ahnung, wo die Fähre das Wasser überquerte, konnte es aber nicht genau erkennen. Er war zu einem Viertel Mohawk, aber seine Leute hatten keine direkten Verbindungen zu den First Nations, die in der Bucht lebten.

»Wann war er das letzte Mal da draußen?«, fragte Clayton.

»Dan?«, sagte Wallace. »Keine Ahnung. Muss Jahre her sein.«

»Hatte was mit diesem Mädchen am Laufen.«

Wallace nickte.

»Der Familie hat das nicht gepasst. Haben versucht, es ihm auszureden«, sagte Clayton.

Er spuckte ins Wasser.

»So kann man's auch nennen«, sagte Wallace.

»Einen Bruder hat er blutig geprügelt. Und noch ein paar abgewehrt, bis sie ihn überwältigt haben. Haben ihn richtig fertiggemacht. Konnte froh sein, dass er lebend von der Insel runterkam.«

»Woher weißt du das alles?«, fragte Wallace.

»Sein Alter und ich haben ihn am Fähranleger aufgesammelt. Arthur wollte rüber und jemandem den Schädel einschlagen.«

»Hab gehört, sein Vater hatte Ojibwa-Vorfahren?«

Clayton zuckte mit den Schultern.

»Ist dem nie auf den Grund gegangen. Hat deshalb immer komisch reagiert.«

Die Männer warteten darauf, dass der Scheinwerfer des Bootes wieder anging. Er blieb aus. Wallace setzte sich in Bewegung. Zog den Gitterwagen hinter sich her.

»Soviel ich weiß, hat ihn einer, den er kannte, auf die Fähre gesetzt«, sagte Clayton.

»Hätt's nicht fair gefunden, wenn sie ihn umgebracht hätten«, sagte Wallace.

Wallace kam als Erster beim Van an. Jetzt stieg Daniel doch aus, schnappte sich eine Kante des Gitterwagens und hievte ihn im Schein der Innenbeleuchtung auf die Ladefläche. Schweiß lief Wallace über Stirn, Wangen und Nacken. Clayton stand noch auf dem Anleger und versuchte zu erkennen, wo das Boot abgeblieben war. Daniel und Wallace setzten sich auf die Stoßstange und der Van sackte ein paar Zentimeter nach unten.

»Hast ja ganz schön viel Vertrauen zu dem Typen und seinem Schrottboot«, sagte Daniel.

»Ist mein Cousin.«

Daniel schüttelte den Kopf.

»Weiß nicht, wie du dir das vorstellst, aber wenn die Cops erst mal rauskriegen, dass im Reservat ein paar Leichen vergraben sind, werden deine Leute die nicht so schnell wieder los.«

»Danke für die Rückendeckung«, sagte Wallace.

Daniel stand auf. Schaute zum Wasser, in die Dunkelheit. Zu dem Mann, der auf den schiefen Bohlen des Anlegers stand.

»Ich hab von dem ganzen Scheiß die Schnauze voll«, sagte er.

Wallace lächelte verhalten. Und sagte nichts mehr.

Daniels Pick-up kroch die Einfahrt hoch. Unter den schweren Reifen knirschte Kies. Im Fahrerhaus kein Licht. Beulen im Blech, wo sich der Rahmen beim Aufprall verzogen hatte und auf der Hebebühne der Werkstatt mit Galgen und Zugkette wieder halbwegs in Form gebracht worden war. Daniel ließ den Wagen ausrollen, stellte den Hebel auf Parken und saß fast eine Stunde lang da, die Hände zitternd auf dem Lenkrad, die Brust wie zugeschnürt. Der Nebel seines Atems auf der Windschutzscheibe. Angekommen war er gegen fünf Uhr morgens, als der Himmel sich aufhellte, und er blieb sitzen, bis der schmale gelbe Streifen am Horizont breiter wurde. Ein paar Mal ballte er die Hände zu Fäusten, dann zog er am Türgriff. Er musste die Tür mit der Schulter aufstoßen, das Blech knarrte, und auch beim Schließen half er mit der Schulter nach. Die Tür fiel zu laut zu. Er schaute zum Haus, wartete, ob ein Licht anging. Nichts. Eine Hand auf dem zerbeulten Pick-up, sah er zu, wie die Welt Formen annahm. Präriegrasfelder und ein schmaler, gewundener Fluss. Dahinter der Waldrand. Nichts davon gehörte ihm.

Er öffnete leise die Haustür und war schon fast beim Kühlschrank, als ihm die Stiefel einfielen, deshalb kehrte er um und zog sie aus. Er ging durch die Küche und nahm ein Bier aus dem Kühlschrank. Seine Hände zitterten noch leicht, aber er drückte den Handballen auf den Deckel und drehte ihn so auf. Hob die Flasche fast senkrecht an die Lippen und trank, bis nur noch Tropfen übrig waren. Er stellte die Flasche auf die Arbeitsplatte. Seine Augen begannen zu tränen. Er hatte das Gefühl, niesen zu müssen, konnte es aber unterdrücken. Rülpste leise gegen einen Handrücken. Er blinzelte, bis er die Flasche auf der Arbeitsplatte wieder deutlich sah. Schüttelte den Kopf und überlegte, ob er irgendwo noch Whiskey hatte. Sekunden später öffnete er den Kühlschrank erneut, nahm sich das nächste Bier und als er nach einer halben Stunde ins Schlafzimmer ging, standen fünf Flaschen ordentlich aufgereiht neben dem Toaster.

Im Schlafzimmer sah er Sarah im Bett liegen, auf dem Rücken, den Kopf zur Seite. Die roten Haare aufgefächert auf beiden Kissen. Ihre rechte Hand lag mit der Fläche nach oben in der Matratzenmulde, wo seine Hüften jede Nacht ruhten. Daniel betrachtete sie im Dämmerlicht, die schmale Nase, zu beiden Seiten Sommersprossen, die sich auf den hohen Wangenknochen verflüchtigten. Über dem Tanktop sah man ihre Schlüsselbeinknochen. Die unebenen Narben von der Operation der angerissenen Rotatorenmanschette. Bei jedem Atemzug hob sich ihr Brustkorb leicht. Daniel stützte sich mit einem Unterarm am Türrahmen ab und senkte das Kinn auf die Beuge des Ellbogens. Sarah bewegte sich und öffnete die Augen. Sie blinzelte. Lächelte ihn an.

»Hi«, sagte sie.

»Hey.«

»Was machst du da draußen?«

»Meine Schicht hat länger gedauert.«

»Ich meinte, was stehst du noch da draußen rum.«

»Gute Frage.«

Sarah stützte sich auf einen Unterarm.

»Siehst aus, als hättest du dich heute in was reinziehen lassen.«

»Ja?«

»Ja.«

Er schaute auf seine Füße. Uralte Arbeitssocken mit fadenscheinigen Stellen. Im Zimmer Stille. Er blickte wieder hoch zu Sarah.

»Was ist passiert?«, fragte sie.

Daniel sah sie nur an.

»Komm her«, sagte sie.

»Ich muss noch duschen«, sagte Daniel. »Mir alles abwaschen.«

»Okay. Danach kommst du aber ins Bett.« Sie warf die Überdecke zurück. »Und deine dreckigen Pfoten behältst du schön bei dir.«

»Versprechen kann ich das nicht.«

»Ich weiß.«

Sie ließ sich auf die Matratze fallen. Rieb sich mit beiden Händen über die Augen. Legte die Hände in Bauchhöhe auf die Decke. Daniel zog den Arm vom Türrahmen weg, ging aber nicht ins Zimmer.

»Hey«, sagte er leise.

»Was denn?«

»Muss erst noch nach dem Mädchen sehen.«

Sarah hatte die Augen geschlossen.

»Wusste ich auch.«

Madelyn schlief in einem Durcheinander aus Kissen und Laken. In der Nacht hatte sie die Tagesdecke bis zum Kinn hochgezogen und trug sie nun wie eine Toga. Arme und Beine ausgestreckt, dünne Schenkel im zerknitterten Schlafanzug. Bald würde sie aus dem kleinen Bett rauswachsen. Daniel schüttelte den Kopf.

»Mein Gott.«

Er beugte sich über sie und legte eine Hand auf ihre Stirn. Die Haut ganz weich unter seiner rauen Handfläche. Er strich ihr Haar glatt und sah seine Pranke mit den geschwollenen Knöcheln neben ihrem Kopf. Daniel schob die rechte Hand in die Hosentasche und küsste Madelyn sanft auf den Kopf, dann richtete er sich auf und ging raus. Ließ die Tür einen Spaltbreit geöffnet. Er zog die Hand vom Türknopf und verschwand im Flur, den Kopf gesenkt.

Er hatte wieder den Traum, an den er sich jedes Mal erinnerte. Ein Käfig aus schwarzem Maschendraht, dahinter die Zuschauer. Ein Gewirr aus Stimmen. Er kämpfte gegen einen wesentlich größeren Mann, hatte aber keine Angst. Auf der Matte bewegte er sich gut, er positionierte sich in der Mitte und sie begannen den Schlagabtausch. Nun war der Gegner schneller, und Daniels Fäuste schlugen so langsam, als bewegten sie sich durch Wasser. Er machte trotzdem weiter und sah auf dem rechten Auge plötzlich nichts mehr. Er befand sich am Rand des Käfigs, ein Knie dort aufgesetzt, wo sich Matte und Maschendraht trafen. Er wollte die Deckung hochziehen, konnte den Arm aber nicht heben. Mit dem guten Auge sah er zwei Männer vor dem Ring. Der Mann, der wie Daniel aussah, zeigte auf ihn. Das andere Auge versagte. Er hörte seinen Herzschlag, seinen Atem. Den Aufprall von Fingerknöcheln auf seinem Gesicht, seinen Rippen.

Beim Aufwachen sah Daniel das Mädchen im Schneidersitz am Fußende sitzen. Durch die Decke hindurch hatte er ihren Arm gepackt. Es schien sie nicht zu stören.

»Hey«, sagte er und ließ los.

»Alles okay, Dad?«

»Wie lange sitzt du da schon?«

Sie zuckte mit den Schultern. Daniel hustete und fuhr sich mit einer Hand durchs kurze Haar. Stemmte sich hoch und lehnte den Rücken gegen das Kopfteil des Betts. Er trug kein T-Shirt und das Mädchen musterte seinen Oberkörper.

»Du hast ganz schön lange geschlafen«, sagte sie.

»Ja?«

»Ja.«

»Werd dich dran erinnern, wenn du später selbst arbeiten gehst und Samstag ist.«

Einen Augenblick lang saß Madelyn still da. Sie hatte die Haare zusammengebunden, trug Basketball-Shorts und ein Raptors-T-Shirt. Athletischer Körperbau, in der Entwicklung. Knapp zwölf, aber ihre Augen ließen sie älter wirken. Sie rümpfte die Nase.

»Mein Gott, miefst du, Dad«, sagte sie.

Daniel drehte ihr langsam das Gesicht zu. Sie äffte ihn nach.

»So fühl ich mich auch«, sagte er.

»Was?«

»Nichts.«

Daniel setzte sich auf. Suchte sein T-Shirt und entdeckte es vor dem Bett. Das Mädchen langte danach und gab es ihm.

»Ist nicht so schlimm«, sagte sie.

»Danke.«

»Mom hat gesagt, ich soll dich nicht wecken.«

»Hast du nicht.«

»Du hast komische Sachen gesagt und im Schlaf gezuckt. Hast du was Schlimmes geträumt?«

Daniel überlegte.

»Weiß nicht mehr.« Er warf die Decke zur Seite. »Wir stehen jetzt besser auf und schauen mal, was sonst so los ist.«

»Okay.«

Er streifte das T-Shirt über und stand neben dem Bett. Madelyn lief zur Tür. Daniel holte sie ein und boxte ihr leicht auf die Schulter. Sie blieb ruckartig stehen, stellte sich breitbeinig hin. Daniel schubste sie ein bisschen, und sie hielt sich am Türrahmen fest. Als ihre Kraft nachließ, machte sie ein paar schnelle Schritte nach vorne, um nicht hinzufallen.

Sarah saß am Küchentisch und las Zeitung, eine Dose Cola Light in der Hand. Als sie Daniel und Madelyn sah, stand sie auf, ging zum Herd und öffnete die Klappe.

»Hinsetzen«, sagte sie.

Daniel setzte sich. Das Mädchen auch. Sie schob sich die Haare hinter die Ohren und nippte an Sarahs Cola.

»Madelyn, du hast schon gefrühstückt«, sagte Sarah. »Geh raus und üb. Ich komm gleich nach.«

»Lass sie doch«, sagte Daniel.

Sarah zog einen Teller mit Speck und Würstchen aus dem Ofen, ging zur Mikrowelle und schaltete sie ein, bevor sie das Fleisch auf einen kalten Teller gab. Dann ging sie zum Toaster und drückte die Taste, wartete auf das Klingeln der Mikrowelle und zog eine dampfende Schüssel mit Rührei raus. Probierte eine Gabel voll und schob den Rest auf den Teller. Stellte ihn vor Daniel hin.

»Sag, ob's schmeckt.«

»Ja, Ma'am.«

Sie ging zum Toaster, fischte das Brot raus und trug es auf einem Teller zum Tisch. Daniel nahm ein Messer und schmierte ein dickes Stück Butter auf eine Scheibe. Madelyn beobachtete ihn.

»Ganz schön viel«, sagte sie.

»Das krieg ich von ihr gleich noch mal zu hören, also lass gut sein.«

Sarah holte einen Becher aus dem Schrank, goss Kaffee ein und stellte ihn vor Daniel hin.

»Dass ich so lang schlafe, hätte ich nicht gedacht«, sagte er. »Wie spät?«

»Nicht so spät«, sagte Sarah. »Iss jetzt.«

Sie setzte sich an den Tisch, nahm die Zeitung und las weiter. Ab und zu schaute sie Daniel über den Rand hinweg an. Madelyn goss Saft in ein Glas und las die Rückseite der Zeitung. Bericht über ein Feuer in einem nahe gelegenen Lagerhaus, das auf ein Sojafeld übergegriffen hatte und noch nicht gelöscht war, als die Zeitung in Druck ging. Sarah hatte den Artikel nicht gesehen. Bald hörte sie auf zu lesen und legte die Zeitung weg.

»Komm«, sagte sie zu Madelyn.

Sarah stand auf, ging ins Schlafzimmer und kehrte in Jogginghose zurück. Laufschuhe in der Hand. Madelyn ließ ihren Vater allein, fand ihre zerbeulten Schuhe im Flur und schlüpfte rein, ohne die Schnürsenkel zu lösen. Sarah schnaubte, sagte aber nichts. Sie gingen raus und ließen die Tür zufallen. Aufprall des Basketballs auf hartem Kies. Daniel hatte ein Korbbrett aus Sperrholz gezimmert, einen Metallring daran befestigt und das hässliche Ding an die Dachkante gehängt. Während er aß, sah er Frau und Tochter hinter dem Fenster. Madelyn übte Freiwürfe, wobei sie merkwürdig weit nach hinten ausholte und den Ball über die rechte Schulter nach vorn katapultierte. Meistens hörte Daniel nur das Netz oder den Metallring, wenn sie einen Korb versenkte. Sarah fing den Ball auf oder lief ihm hinterher und warf ihn dem Mädchen wieder zu. Daniel schluckte und senkte den Kopf. Messer und Gabel zitterten leicht in seinen Händen und er schaute einen Augenblick lang darauf, während draußen Turnschuhe Kies aufwirbelten.

Drei

Daniel stand in der Einfahrt und schaute zum Pick-up. Selbst aus ein paar Metern Entfernung konnte man die kleinen Lücken erkennen, wo die Frontscheibe nicht mehr bündig mit dem Rahmen abschloss. Die Ladefläche hatte sich hinter der Fahrerkabine vom Gestell gelöst und war wieder festgeschweißt worden. Die Bremslichter funktionierten nicht mehr. Aber der Mechaniker hatte die Verkehrssicherheit in einem Gutachten bestätigt, das Daniel mit einer Flasche Whiskey und einer Stunde bezahlt hatte, in der sie die Flasche in der Werkstatt gemeinsam leerten. Daniel spuckte aus, ging zum Pick-up und schaute auf die Box und die Spuren im Blech, wo bis vor Kurzem das Schweißgerät befestigt gewesen war, das für ihren Lebensunterhalt gesorgt hatte. Er konnte nicht mal so tun, als wäre es nie da gewesen, denn er hatte das Heck zum Gewichtsausgleich höhergelegt und ohne Schweißgerät ragte das Hinterteil nach oben, als wollte er mit der Karre bei einem irren Dragster-Rennen für Hinterwäldler starten.

Er wischte den Schweiß weg, der sich an seinem Haaransatz gebildet hatte. Das T-Shirt klebte an seinem Rücken. Sie hatten den Ball auf der Ladefläche des Pick-ups liegen lassen, er fischte ihn raus und ging zum Haus zurück. Auf halbem Weg blieb er stehen und schaute zum blassblauen Himmel hoch. Eine einsame Wolke zog weiße Schlieren hinter sich her. Daniel dribbelte den Ball beidhändig über den Kiesweg.

Als die Haustür aufsprang, hörte er auf und machte sich mit einem Räuspern bemerkbar. Er balancierte den Ball auf der rechten Hand und streckte sie leicht vor. Madelyn lief aus dem Haus und versuchte, ihm den Ball zu entreißen. Daniel wich aus und hielt den Ball so hoch, dass sie ihn nicht mehr erreichen konnte.

Das Mädchen forderte ihn auf zu werfen. Er schaute zum Korb, zielte und lieferte einen peinlichen Wurf ab. Nichts hatte gestimmt. Der Ball verfehlte den Ring, prallte gegen das Brett und sprang seitlich weg.

»Mein Gott«, sagte er.

Madelyn lachte und lief zum Pick-up. Als sie an Daniel vorbeikam, zog er schnell einen Zehner aus seiner Tasche und drückte ihn ihr in die Hand. Sie sagte nichts und schaute nicht auf ihre Hand, sondern schob sie in die Tasche ihrer Jeans. Sie kletterte hinten auf die Stoßstange des Pick-ups und schwang die Beine nacheinander auf die Ladefläche. Setzte sich auf die Box, wartete, blickte zur Landstraße.

Sarah kam aus dem Haus, die Autoschlüssel baumelten an ihrem rechten Zeigefinger. Sie pustete sich eine Haarsträhne aus der Stirn, schaute zu Daniel hin.

»Sie wird sich langweilen, bevor ihr überhaupt da seid«, sagte Daniel.

»Ich weiß.«

»Würd' ja mitkommen, aber ich muss zu dem Mann da draußen.«

»Glaubst du, er war das mit dem Pick-up?«

»Erfahr ich dann.«

»Wie kommst du hin?«

»Ich geh später zu Murray. Er hat gesagt, er leiht mir sein Auto.«

Sarah schnalzte mit der Zunge, legte die Arme um Daniels Nacken und küsste ihn auf den Hals. Flüsterte ihm was ins Ohr und seine feinen Härchen richteten sich auf. Sie zog die Arme weg. Stieg in den Pick-up, machte die Tür zu und ließ das Fenster runter.

»Können wir, Maddy?«, rief sie.

Madelyn kletterte von der Box und winkte Daniel zu.

»Bis später«, sagte er.

Er ging zur Fahrertür und wartete, bis Sarah den Kopf eingezogen hatte. Sarah wollte die Tür zumachen, aber sie schloss nicht richtig, deshalb drückte er mit der Schulter dagegen. Er half mit der Hand nach, dann schaute er zu seiner Frau hoch. Versuchte zu lächeln, aber es gelang ihm nicht ganz. Er trat einen Schritt zurück, schaute zur Straße, ob ein Auto kam. Es kam keins. Wie immer.

»Hey«, rief Sarah.

Er drehte sich zu ihr um.

»Wir sind bald wieder da. Mach nichts kaputt.«

»Kann ich nicht versprechen.«

Er wollte zum Haus zurück, aber Madelyn rief ihm hinterher: »Dad, du blutest.«

Sie hielt eine Hand hoch und zeigte auf die Knöchel. Er hob ebenfalls die Hand. Ein Pflaster hatte sich gelöst. Eine rote Spur zog sich über die Länge des Zeigefingers.

»Nur ein Kratzer«, sagte er. »Schon okay.«

Das Mädchen lehnte sich zurück. Der Pick-up rollte die Einfahrt runter. Daniel hielt sich die Hand und schaute ihnen nach. Sarah hatte einen Arm hinter Madelyns Sitz gelegt und blickte über ihre Schulter zur Straße. Das Mädchen schaute zu Daniel. Er wartete, bis sie rückwärts auf die Straße eingebogen waren, und ging zum Haus. Er hörte, wie das Getriebe in den zweiten Gang schaltete, drehte aber nicht den Kopf, um sie wegfahren zu sehen.

Daniel duschte und stand einen Augenblick im Schlafzimmer, bevor er das Handtuch, das er um die Hüften geschlungen hatte, aufs Bett warf. Im Schrank lag Unterwäsche, aber keine Jeans. Also machte er sich in alten Cargoshorts auf die Suche. Landete im Keller und tastete nach dem Lichtschalter. Von der Decke hing ein schwerer Sandsack, dessen sprödes, aufgeplatztes Leder mit Klebeband zusammengehalten wurde. An einigen Stellen hatte sich das Band gelöst und war überklebt worden, sodass es nun kreuz und quer in unebenen Schichten verlief. Daniel ging am Sandsack vorbei, als wäre er nicht da, fand seine Jeans im Trockner und kehrte um. Als er dieses Mal am Sandsack vorbeikam, boxte er mit der linken Faust dagegen, und die Jeans rutschte von seiner Schulter. Er legte sie auf den Boden, schlug einen leichten Jab, einen harten Jab und spürte die Schwere des Sandsacks unter den aufgeschürften Knöcheln. Er verpasste dem Sandsack eine Zweierkombination, traf ihn mit einer geraden Rechten, die den Sack gegen den Uhrzeigersinn rotieren ließ. Spuren von Blut auf dem alten Klebeband. Er schüttelte die rechte Hand aus, schaute auf die Abschürfungen, wie winzige Tränen auf der Haut. Er fing den Sandsack ab, brachte ihn zur Ruhe. Schlug noch eine halbherzige Zweierkombination, dann holte er mit dem rechten Bein weit aus und jagte das Schienbein ins Leder. Es klang, als würde ein Nagel in Hohlräume getrieben. Daniel geriet leicht aus dem Gleichgewicht, federte ab und führte einen weiteren rechten Halbkreistritt aus. Brachte die Hüfte in eine bessere Position. Der Stützbalken, der den Sandsack trug, erzitterte und schickte ein Rumpeln durchs Haus. Daniel machte Trippelschritte, ließ das linke Bein hochschnellen, drehte sich dabei auf dem rechten Fußballen und versenkte das Schienbein hoch oben im Sandsack, wo bei einem Mann der Kopf gesessen hätte. Nach der Rotation zeigten Hüfte und Schultern nach rechts, und er setzte den linken Fuß auf, bereit für den nächsten Angriff. Er attackierte den Sandsack mit Lowkicks, jeder gelang ihm besser, und seine haarlosen Schienbeine färbten sich rot, schmerzten aber nicht zu sehr. Nur ein komisches Gefühl in der Haut, an Nervenenden, die er in Fight-Gyms und im Cage längst zum Verstummen gebracht hatte.

Daniel hob die Jeans vom Boden auf, knipste das Licht aus und stieg im Stockdunkeln die Treppe rauf. Dann stand er im hellen Flur. Machte die Kellertür zu, wischte sich Schweiß von der Stirn. Er ging in die Küche, setzte sich in Shorts an den Tisch und schaute sich um. Risse im Deckenputz, Wind pfiff durch die Hoftür und den verrotteten Fensterrahmen über der Spüle. Der Herd war schon alt gewesen, als man ihn vor fünfzehn Jahren eingebaut hatte, und Sarah wusch das Geschirr mit der Hand, in hartem Wasser, das ein paar Minuten laufen musste, bis es die bräunlich-rote Farbe von Rost und Dreck verloren hatte. Er schaute zum alten Kühlschrank mit dem Hebelgriff und den angegilbten Kanten, dann fiel ihm auf, dass unter den Magneten außer ein paar handgeschriebenen Zetteln nichts steckte. Kein Umschlag für Geldscheine. Er blieb noch einen Moment sitzen und stand auf. Warf die Jeans im Vorbeigehen aufs Sofa. Sekunden später kam er in Sweatshirt und Turnschuhen zurück und verließ das Haus durch die Küche. Das Fliegengitter schwang hin und her, knallte gegen den Türpfosten.

Daniel rannte über unebenen Boden, über Klumpen aus steinharter Erde und Präriegras und hörte seinen Herzschlag in den Ohren. Er lief einen Hügel rauf, vorbei an einer Reihe Ulmen. In der Nähe ein verwittertes Kreuz, in die Erde gerammt. Er lebte nicht lange genug in der Gegend, um zu wissen, wer oder was darunter begraben lag, aber er dachte noch daran, als er längst vorbei war. Er steuerte auf den Waldrand zu, erreichte ihn nicht so bald, und als er ankam, brannte es in seiner Brust. Er wurde langsamer, hielt kurz an, griff nach dem tief hängenden Zweig einer Tanne und als er die Hand zurückzog, klebte Harz daran. Daniel wollte umkehren, doch am Waldrand bewegte sich etwas zwischen den Stämmen. Ein Schatten. Einen Augenblick später war er verschwunden, und Daniel hätte nicht sagen können, ob es ein Tier gewesen war oder nur eine Einbildung. Er machte einen Schritt auf nadelbedecktem Boden, der die Sonne selten sah, und dieser eine Schritt reichte aus, um ihn umkehren zu lassen.

Auf dem offenen Feld fand er zu seinem Rhythmus und rannte nach Hause, eine Spur von kleinen Staubwolken hinter sich herziehend, die sich auf dem Gras niederließen. Das Haus stand allein, umringt von Schotterstraßen, Feldern und Bäumen. Die Hoftür wehte noch immer in ihren kraftlosen Angeln, angetrieben vom eisigen Ostwind.

Vier

Der Weg in die Stadt führte über kurvenreiche Straßen. Sarah und Madelyn kamen zu der Stelle, wo es steil bergab ging, aber Sarah nahm den Fuß nicht vom Gas. Sie rasten ins Tal, und Madelyn stützte sich mit dem rechten Arm am Fensterrahmen ab. Die Bäume zu beiden Seiten der Straße waren kahl, in einer anderen Jahreszeit wäre ihr Laub so dicht gewesen, dass die Zweige sich unter der Last gekrümmt und das Tal in Schatten getaucht hätten. Bei heftigen Sommerstürmen fielen manchmal ganze Äste auf die Fahrbahn, und im Winter bildete sich Eis auf dem Gefälle und schickte Autofahrer in den Adlerfarn am Straßenrand oder über Schneeverwehungen ins zugefrorene Sumpfland. Als Madelyn klein gewesen war, hatte man ihr eingeschärft, niemals mit ihrer Freundin, die auf einer Farm in der Nähe wohnte, im dunklen Tal zu spielen. Daniel und Sarah hatten gesagt, es sei gefährlich. Ihre Mitschüler von den umliegenden Farmen hatten behauptet, im Tal wimmele es von Geistern, weil dort so viele Reisende umgebracht worden waren. Madelyn kannte jedes Dickicht, jede Mulde.

In der Stadt fuhren sie von einem Haus zum nächsten. Der Pick-up hielt vor rechteckigen Gebäuden aus bemalten Ziegeln. An den Metallstangen davor wehten abgewetzte Fahnen. Später stand der Pick-up vor Banken und Pfandhäusern halb auf dem Bordstein. Sarah ging mit Zetteln in die Gebäude, kehrte mit noch mehr Zetteln zurück, legte ein Spaltenbuch aufs Armaturenbrett und trug Zahlen ein, bevor sie die Zettel verstaute und weiterfuhr. Madelyn wartete im Pick-up, hörte Musik im Radio, lümmelte sich auf den Sitz, spielte mit Schaltern und Hebeln. Zog den Knopf der Türverriegelung hoch und schlug ihn wieder runter. Eine Zeitlang las sie in einem mitgebrachten Buch. Sah sie jemanden, den sie kannte, machte sie sich klein.

Vor einem riesigen Eckhaus fuhr Sarah den Pick-up in eine Parklücke und sortierte ihre Zettel. Das Gebäude war so groß, dass es den halben Block überschattete. Mauern aus schwerem Sandstein, Fensterrahmen aus Eiche. Madelyn legte das Buch weg.

»Willst du mit rein?«, fragte Sarah. »Dich mal umschauen?«

Madelyn nickte, Sarah winkte sie zu sich rüber, und beide stiegen auf der Fahrerseite aus. Sie überquerten den Gehweg und stiegen die Steinstufen hoch, jede breit genug, um darauf zu liegen. Madelyn folgte Sarah durch die offene Tür, die abgetretenen Bohlen knarrten unter ihrem Gewicht. Das Erdgeschoss bestand aus einem einzigen Raum mit hoher, gewölbter Decke und etlichen Reihen von Regalen. Darauf alle möglichen fantastischen und kuriosen Dinge neben wertlosem Plunder und kaputten Gegenständen ohne Nutzen. Angelaufene Leuchter und Lampenfassungen neben bedruckten Tassen und Aschenbechern. Alte Musikanlagen und Lautsprecher. Eingeschweißte Popguns und Wracks von Spielzeugautos. Hüllen mit Actionfiguren, denen ein Arm, ein Bein fehlte, Beißspuren im Plastik. Keramikschilder mit eingravierten Gebeten. Schiffe in Flaschen. Eine komplette Rüstung, aufrecht in einem Gang stehend. Madelyn und Sarah gingen durch den Laden, vorbei an verglasten Kästen mit Baseballsammelkarten und Comicheften. Sie kamen zu einer Kasse, hinter der niemand stand, und Sarah drückte auf die Klingel und wartete. Auf der Theke verpfändeter Schmuck, Ketten an den Hälsen von Puppen, Eheringe in den Schlitzen der Samtkissen. Madelyn stromerte durch den Laden. Eine Frau kam aus dem Hinterzimmer, weißes Haar, die Brille zu groß für ihren Kopf. Sie machte kurze, schnelle Schritte und blinzelte unentwegt, um zu erkennen, wer vor der Theke stand.

Sarah sagte etwas zur Verkäuferin, die alte Frau nickte und ging ins Hinterzimmer. Ein Rascheln, etwas knallte auf den Boden, und die Frau fluchte leise. Madelyn hatte das Ende des Regals gegenüber der Ladentheke erreicht. Dort standen reihenweise Porzellanpuppen, einige fast einen Meter groß. Alle trugen schöne Kleider, ein paar hielten sogar eigene Puppen, und sie hatten Glasaugen, lange Locken und an den Füßen kleine, glänzende Schuhe mit Schnallen aus Metall. Madelyn streckte die Hand langsam aus, berührte eine Puppe an der Wange und zog die Hand wieder zurück. Sie schaute auf ihren Zeigefinger, streckte ihn kurz darauf noch einmal aus und berührte das tote Glasauge der Puppe.

Als sie den Laden verließen, trug Madelyn eine Papiertüte, das offene Ende zweimal umgeschlagen. Sie stiegen in den Pick-up, und Sarah schrieb noch was in das Buch, bevor sie es zuklappte und, den Stift an den Deckel geklemmt, aufs Armaturenbrett legte. Sie schaute zu Madelyn hin.

»Okay«, sagte sie. »Wozu hast du jetzt Lust? Sollen wir zum Hafen fahren und uns Pommes holen?«

Madelyn presste die kleine Tüte an ihre Hüfte.

»Maddy?«

Sie schaute hoch.

»Was hast du da?«

Das Mädchen gab ihr die Tüte. Sarah machte sie auf. Langte rein und zog ein kleines Klappmesser raus. Griff aus echtem Holz. Sah aus wie ein Spielzeug, aber als sie die Klinge aufschnappen ließ, war sie aus Stahl.

»Ich muss es nicht zurückbringen, oder?«, fragte das Mädchen.

Sarah klappte das Messer zu. Stopfte es in die Tüte und legte sie aufs Armaturenbrett.

»Darüber reden wir später«, sagte sie.

Sie hatten den Stadtrand erreicht, wo der zweispurige Highway begann, der erst nach Westen und dann in Richtung Süden zur Großstadt führte. Um nach Hause zu gelangen, hätten sie geradeaus fahren müssen. Stattdessen lenkte Sarah den Pick-up langsam auf die Kreuzung und bog nach Osten ab. Aus der anderen Richtung kam ihnen ein Mann auf einem Chopper entgegen, der Lederkutte und das Colour seines Clubs trug. Danach sahen sie auf der öden Strecke kein Fahrzeug mehr. Die Provinzverwaltung fühlte sich nicht für die Straße verantwortlich, die durch ein Sumpfgebiet verlief, vorbei an Granitfelsen und über eine schmale, von Moor umgebene Betonbrücke, die in dünnbesiedelte Gegenden führte.

»Wohnen die Motorradfahrer hier draußen?«, fragte Madelyn.

Sarah schaute sie nicht an.

»Hier wohnen gute Menschen. Gute und schlechte. Wie sonst überall auch.«

Irgendwann erreichten sie eine breitere Landstraße, deren Fahrbahn abschnittsweise neu geteert wurde. Sarah und Madelyn passierten ein Schild, das den Beginn des Wahta-Mohawk-Territoriums markierte. Die Straßenarbeiter standen am Rand und schauten dem Pick-up hinterher. Auf der von Wald gesäumten, kurvigen Straße fuhr Sarah langsam. Dann bremste sie ab und las die rostigen, halb zugewucherten Straßenschilder, bis sie eine Lücke in der Baumreihe sah. Ein Weg ohne Schild. Dort bog sie ein und lenkte den Pick-up über holprigen Asphalt. Eine Viertelmeile später fuhren sie nur noch über Schotter und Lehm.

Sarah parkte den Pick-up am Straßenrand. Sie sagte Madelyn, sie solle im Auto bleiben, und stieg aus. Ein Stahltor befand sich zwischen zwei scheinbar endlosen Mauern aus grobem Stein, darauf Reihen von Stacheldraht. Neben dem Tor war eine Gegensprechanlage in die Mauer eingelassen. Sarah schaute hoch und suchte die nahen Bäume ab. Und tatsächlich, dort oben das rote Aufblitzen einer Überwachungskamera. Sarah ging zur Sprechanlage und drückte den Knopf. Niemand antwortete, deshalb versuchte sie es erneut. Danach ließ sie den Finger einfach auf dem Knopf.

»Jemand da?«, fragte sie. »Muss mit Clayton reden.«

Sie zog die Hand weg und schaute zum Pick-up. Madelyn kniete auf dem Sitz. Beobachtete Sarah durch das Heckfenster des Fahrerhauses. Sarah blickte zum Tor, zur Kamera. Dann ging sie langsam zum Pick-up zurück. Zwei Schritte und sie hörte das Knacken der Sprechanlage.

»Wer ist da?«, fragte eine Stimme.

Sarah atmete tief ein, drehte sich um und ging zum Tor. Sie drückte auf den Knopf.

»Clayton, du weißt, wer hier ist«, sagte sie. »Du kannst mich sehen.«

Sie trat zurück und winkte in die Kamera. Wieder knackte es in der Sprechanlage.

»Okay. Komm rein«, sagte Clayton.

Das Tor wurde entriegelt und glitt langsam auf.

Sie parkte den Pick-up neben drei Autos und einem Zweitonner-SUV mit Waffenhalter im Heckfenster. Drei Paar Haken, die nichts hielten. Sie ließ die Hand kurz über dem Türgriff schweben.

»Ich bleib nicht lange«, sagte sie. »Du steigst unter gar keinen Umständen aus.«

Madelyn nickte.

»Ich will es hören.«

»Okay.«

Sarah legte eine Hand auf Madelyns Kopf.

»Versprich es.«

»Versprochen«, sagte sie. »Mein Gott.«

Sarah stieg aus und ging zum Haus. Zwei Stockwerke aus Ziegeln und Balken, eine schmale Veranda, zwischen Mauer und Geländer genug Platz zum Stehen oder Sitzen. Und tatsächlich saß dort ein Mann und beobachtete sie, beide Füße auf dem Boden, Hände im Schoß. Er trug Jeans, Boots, braune Lederjacke und im Gesicht deutlich sichtbare Narben. Trotzdem nicht unattraktiv. Hellbraune Haut. Schwarze, schwarze Augen. Stoppelkurzes Haar.

»Hey, Wallace«, sagte sie.

»Hey«, sagte er. »Ist 'ne Weile her.«

Sarah kannte Wallace King, seit sie mit Daniel und Madelyn aus der Stadt in den Norden gezogen war, ins Haus von Daniels Vater. Wallace war auf der Insel im Reservat aufgewachsen und hatte während der Highschool-Zeit im Winter bei Arthur und Daniel gewohnt, um nicht jeden Tag mit der Fähre aufs Festland und dann eine Stunde mit dem Bus zur Schule fahren zu müssen. Das war fast fünfundzwanzig Jahre her. Als Sarah ihn kennengelernt hatte, hatten seine Frau und die Zwillingssöhne auf der Insel gelebt. Sobald er genug Geld verdient hatte, war er mit ihnen in den Süden von Marston gezogen. Die Familie wohnte noch in dem Haus, Wallace seit Jahren nicht mehr.

Sarah blieb vor der Treppe stehen.

»Clayton hat gesagt, ich kann herkommen. Muss kurz mit ihm reden.«

Wallace nickte.

»Er ist oben im Büro.«

Sie stieg die Treppe rauf, Wallace beobachtete sie. Vor der Tür drehte sie sich um und blickte zum Hof. Wallace blinzelte, beugte sich leicht vor und lehnte sich wieder zurück.

»Sie sieht aus wie du.«

»Hör ich oft«, sagte Sarah. »Bei deinen Jungs alles okay?«

»Sind gute Jungs. Schlau.«

Sarah lächelte.

»Ich behalt die Kleine im Auge«, sagte Wallace.

Sarah öffnete das Fliegengitter. Dahinter eine Stahltür, weit offen. Das Erdgeschoss bestand aus zwei großen Zimmern, eines voll ausgestattet, mit Feldbetten an einer Wand, daneben eine Tür, vermutlich zum Bad. Keine Küche. Sarah trat über die Schwelle.

»Wo sind die anderen?«, fragte sie. »Denen die Autos gehören?«

Wallace musterte sie.

»Irgendwo da draußen.«

Er nickte in Richtung Haus.

»Geh rein.«

Und das tat sie.

Clayton saß mit verschränkten Händen am Schreibtisch und studierte Zahlen in einem Geschäftsbuch. Als Sarah hereinkam, lehnte er sich zurück, klappte das Buch zu und legte es beiseite, bevor er zum Stuhl auf der anderen Seite des Tisches nickte.

»Willst du was trinken?«, fragte er. »Weiß nur nicht, was ich da hab. Krieg hier draußen nicht oft Besuch.«

»Schon okay«, sagte sie. »Ich bleib nicht lange.«

Er zog die Augenbrauen hoch, legte die Hände auf seine Oberschenkel. Selbst hier im Haus trug er zur dunkelblauen Jeans ein weißes Hemd ohne eine einzige Falte.

»Also?«, sagte er.

»Was hast du gestern mit ihm gemacht?«, fragte sie.

»Wie bitte?«

»Wozu hast du ihn gezwungen?«

»Ich kann niemanden zu etwas zwingen, das er nicht tun will«, erwiderte Clayton.

»Du kennst Daniel fast sein Leben lang«, sagte Sarah. »Und Wallace – keine Ahnung.«

»Er war ungefähr dreizehn.«

»Wenn Dan dein Sohn wäre, würdest du ihn dann auch in die Scheiße reinziehen?«

Clayton überlegte kurz. Zuckte mit den Schultern.

»Ist er aber nicht.«

Sarah starrte ihn an. Lange sagte er nichts, dann zog er eine Schublade auf. Fischte einen Umschlag raus und warf ihn vor Sarah auf den Tisch. Sie musste ihn nicht öffnen, um zu wissen, was darin war. Konnte sich ausrechnen, wie viel in einen Umschlag dieser Größe passte.

Sie schüttelte einmal den Kopf.

»Deine Scheißalmosen will ich nicht«, sagte sie. »Ich will nur, dass er in einem Stück nach Hause kommt.«

»Er macht das sehr gut, Sarah. Lass ihn einfach arbeiten.«

Sie sah sich im Zimmer um. An einer Wand Halterungen mit alten Jagdgewehren. Möbel aus großen, in der Bucht angelandeten Treibholzstücken. Gemälde, die, wie Sarah wusste, nicht mal er sich leisten konnte. Zwei gerahmte Urkunden an der nahen Wand, von beiden Seiten des Tisches aus gut lesbar. Ein Abschluss in Kriminologie von einer Technischen Hochschule, ein Diplom in Risikomanagement. Kein Foto an der Wand oder auf dem Tisch, was Sarah komisch vorkam. Brüder und Cousins von Clayton wohnten in der Gegend. Mit ein paar von ihnen stand er sich einigermaßen nahe. Er hatte jung geheiratet, eine Mohawk, aber sie war schon seit über zwanzig Jahren tot. Im Schlaf an einem Aneurysma gestorben. Nichts im Haus erinnerte an sie.

»Bald haben wir genug Geld«, sagte Sarah.

»Von deinem Job im Altersheim, wo du mit Pillen und Pisstöpfen hantierst?«

»Ich hab Pläne.«

Clayton sagte Okay. Griff immer noch nicht nach dem Umschlag.

»Er hat 'ne Idee, wie er sich das Schweißgerät für den Pick-up zurückholt«, sagte sie.

»Wir wissen beide, dass er sich kein neues leisten kann.«

»Kein neues. Er weiß, wer das alte geklaut hat.«

Clayton setzte sich aufrechter hin. Versuchte aber, es sich nicht anmerken zu lassen.

»Tatsächlich?«, fragte er.

»Glaubst du, er kennt niemanden, der ihm erzählt, was er wissen will? Noch besser: Es gibt Leute, die ihn mögen. Die sogar mit ihm reden, ohne dass er ihnen Gewalt androhen muss. Kannst du dir das vorstellen?«

Clayton sank etwas tiefer in seinen Sessel.

»Na gut«, sagte er.

Sarah ging zur Tür. Öffnete sie, blieb aber mit der Hand am Griff stehen und schaute sich noch einmal um.

»Sein Alter hätte dich wegen der Scheiße kaltgemacht. Wenn er es noch miterlebt hätte. Ist dir klar, oder?«

Clayton nickte.

»Kann sein«, sagte er.

Sarah machte die Tür hinter sich zu und ging durch den Flur. Behielt die Bürotür im Blick. Die gewundene Treppe nach unten nahm sie schnell und achtete dabei auf jeden ihrer Schritte.

Als Sarah aus dem Haus kam, war der Stuhl auf der Veranda leer. Wallace stand auf dem Hof und schaute zu ihrem Pick-up. Drei Männer stiegen in eine schwarze Limousine. Der Fahrer stand zwischen dem Wagen und Sarahs Pick-up und redete durchs Fenster mit Madelyn. Er hatte sehr blondes Haar und machte einen merkwürdigen Eindruck. Während er mit dem Mädchen sprach, spielte er mit einem Gegenstand herum. Sarah ging zu Wallace.

»Alles in Ordnung?«, fragte er.

»Ja«, sagte sie, ohne den Blonden aus den Augen zu lassen.

»Schon okay«, sagte Wallace. »Ist Claytons Neffe.«

Jemand rief dem Fahrer aus dem Wageninneren etwas zu, und dieser drehte sich um und sagte etwas zu ihm. Dann schaute der Blonde wieder zu Madelyn und gab ihr den Gegenstand, den er in der Hand gehalten hatte. Es war das Messer, das sie gekauft hatte, aufgeklappt, das Heft in Richtung des Mädchens. Madelyn klappte die Klinge ein. Der Mann schaute ihr zu und sagte noch etwas, bevor er in sein Auto stieg und den Motor anließ.

»Gottverdammt«, sagte Sarah.

Wallace sah sie an.

»Danke, Wallace.«

»Kein Ding.«

Sie zog den Schlüssel aus der Tasche und ging zum Pick-up. Wallace begleitete sie.

»Warum ist alles Wichtige im Haus eigentlich oben?«, fragte sie. »Wohnzimmer, Küche, alles.«

»Claytons Idee«, sagte Wallace. »Er meinte, eine Treppe zu verteidigen ist einfacher.«

Sarah fragte nicht weiter. Wallace blieb am Rand des Hofs stehen und wartete, bis sie den Pick-up gewendet hatte. Sarah winkte, und er hob eine Hand. Sie fuhr den Weg hoch und verließ das Grundstück mit ihrer Tochter. Lange, nachdem sie fort waren, stand der Mann noch da und beobachtete die Einfahrt, während das Licht des Tages allmählich schwand.

Fünf

Daniel umrundete das Grundstück und behielt das Haus dabei fest im Blick. Die Vorhänge in den Fenstern des unförmigen Gebäudes waren zugezogen und nichts rührte sich. Die Seitenwände bestanden aus gebeizten Brettern, die längst ihre Farbe verloren hatten und sich hier und da wellten. Einige waren runtergefallen. Bis auf den gewundenen Zufahrtsweg, der in anderer Richtung in eine Landstraße mündete, war das Haus auf allen Seiten von Wald umschlossen. Durch eine Lücke in den Baumreihen konnte Daniel bis zum Wasser in der Bucht sehen. Skelette von Schneemobilen standen im Hof und verrosteten auf hohem Präriegras zu nichts. In einer Ecke alte Autoanhänger. In der Garage neben dem Haus eine Autowerkstatt, ein Schild behauptete, was sie hier nicht reparieren konnten, ließe sich eben nicht reparieren. Das Garagentor war verriegelt. Kein Fahrzeug auf dem Weg davor.

Neben einem abgebrochenen Baumstamm ging Daniel in die Hocke und beobachtete die rückseitigen Fenster des Hauses. Die Veranda dort. Er wartete, bis er sich sicher war, dass entweder niemand zu Hause war oder alle schliefen. Dann schlich er so leise wie möglich darauf zu. Den Blick hielt er auf den Boden gerichtet, um nicht in eine natürliche oder absichtlich gestellte Falle zu treten. In der Nähe der Veranda sah er einen Baumstumpf, in dem eine Axt steckte, daneben einen kleinen Haufen Brennholz. Daniel ging hin und zog die Axt raus. Wog ihr Gewicht in der Hand. Nahm sie mit und stieg die Treppenstufen langsam hoch.

Durch einen schmalen Spalt zwischen den Vorhängen konnte er einen Teil des Hauses sehen. Ein Wohnzimmer mit altmodischen Möbeln, Erbstücken, Fotos, alles sehr sauber gehalten. Keine Dosen, kein Durcheinander. Mit zwei Fingern griff er nach dem Hebel der Schiebetür und zog leicht daran. Sie bewegte sich. Er wartete kurz und horchte ins Haus. Dann schob er die Tür ganz auf und schlüpfte durch den Vorhang rein.

Die Axt gesenkt, stand Daniel im dämmrigen Wohnzimmer. Er horchte und horchte. Geruch von Staub und trockenem Holz, vermischt mit einem leicht chemischen Gestank, den er nicht einordnen konnte. In einer Ecke ein Fernseher, eine Stereoanlage an der Wand gegenüber. Alles ausgeschaltet, wie auch sämtliche Lampen. Er ging in die Küche und sah neben der Spüle ein Abtropfgestell, leer und knochentrocken. Kein Kessel, kein Kaffeebecher. Er ging durch sämtliche Zimmer, und dabei beschlich ihn ein komisches Gefühl. Im Schlafzimmer hingen Kleidungsstücke an einer in eine Nische eingelassenen Stange, in der Mitte mehrere leere Bügel. Von dem Mann fehlte jede Spur. Um ganz sicher zu sein, suchte Daniel noch mal das ganze Haus ab. Auch die Werkstatt verriet nichts, die Werkzeuge lagen im Regal oder neben einem Schneemobil oder Auto, und es war unklar, ob sie auf jemanden warteten oder zurückgelassen worden waren. Daniel hätte nicht sagen können, ob ein Fahrzeug fehlte, weil er keine Ahnung hatte, wie viele dort früher gestanden hatten.

Auf dem Rückweg blieb er in der Küche stehen und durchsuchte Schränke und Schubladen. Der Kühlschrank war so gut wie leer, nur ein paar Flaschen Bier und Soßen, das Gefrierfach dafür bis oben hin voll mit vakuumverpacktem Fleisch. Daniel nahm sich ein Bier, lehnte sich an die Arbeitsplatte, die Axt über die Spüle gelegt. Er drehte den Deckel auf und trank. Beim Verlassen des Hauses zog er die Schiebetür wieder zu. Im Hof rammte er die Axt in den Baumstumpf. Er taxierte das Haus. Weil er sich nicht mehr erinnern konnte, ob er das Fliegengitter vorhin geöffnet hatte, ging er zurück und wollte es vorsichtshalber wieder schließen. Er hielt inne, beugte sich vor und kniete sich hin. Im

Fliegengitter war ein sauberer Schnitt, lang genug, um eine Hand durchzustecken und den Schnappriegel auf der anderen Seite zu erreichen. Er zog die Hand raus und drehte schnell den Kopf. Vogelschreie im tiefen Wald. Einen Augenblick später machte er das Fliegengitter wieder auf und verließ das Grundstück auf einem Trampelpfad, der runter ins Tal und in die Stadt führte.

Sechs

Daniel legte den Hörer auf die Gabel und stellte das Telefon auf den Küchentisch. Er ging raus, setzte sich auf die kalten Betonstufen der Vordertreppe und schaute zur Schotterpiste, die zu ihrem Haus führte. Hoch oben hingen alte Telegrafendrähte, die leicht im Dämmerlicht schwangen. Der hektische Umriss einer Fledermaus bei der Mückenjagd. Neben ihm auf der Treppenstufe stand eine fast volle Bierflasche, er nahm sie und goss den Inhalt ins Gras. Die Handflächen auf den Stein gestützt, lehnte er sich zurück und wartete, bis hinten in der Dunkelheit ein Lichtpunkt auftauchte. Er schaute zu, wie der Punkt anschwoll, sich dann teilte und zwei Lichter auf ihn zukamen, heller und heller.

Als der Pick-up die Einfahrt erreichte, blieb Daniel noch ein paar Sekunden lang sitzen, dann stand er auf und klopfte sich den Dreck von der Jeans. Die Fahrertür sprang auf, Sarah half von innen nach, stieg aus und hängte sich den Riemen ihrer Handtasche über die Schulter. Das Mädchen stieg ebenfalls aus und marschierte zum Haus, Einkaufstüten in beiden Händen. Wortlos ging es an Daniel vorbei und verschwand im Inneren. Daniel holte seine Frau am Wagen ab, Sarah drückte ihm eine Tüte in die Hand und er wartete auf weitere, aber sie gab ihm keine mehr. Sie beugte sich über den Fahrersitz, nahm drei Tüten und stieß die Tür mit der Hüfte zu.

»Wie war's?«, fragte er.

»Lang.«

Daniel nickte in Richtung Haus.

»Was hat sie denn?«, fragte er.

»Wo soll ich anfangen?«, fragte Sarah. »Bist du schon länger da?«

»Ja«, sagte er. »Hab mich kurz rausgesetzt.«

»Hätte nicht gedacht, dass wir so lange brauchen. Wurde schlagartig dunkel.«

»Schon okay.«

»Hast du da draußen was erreicht?«

Daniel schüttelte den Kopf. Er griff mit der freien Hand nach Sarahs Einkaufstüten. Zog daran. Irgendwann ließ sie die Tüten los und folgte Daniel zum Haus. Überholte ihn, um die Tür aufzumachen, tat es aber nicht.

»Was ist los?«, fragte sie.

»Weiß noch nicht«, sagte er. »Wahrscheinlich nichts.«

Sie musterte ihn.

»Hab was zu essen gemacht«, sagte er. »Keine Ahnung, ob's schmeckt, und heiß ist es bestimmt nicht mehr. Aber ihr werdet es wohl essen können.«

»Das entscheide ich«, sagte sie und zog die Tür auf. Er blieb stehen.

»Wann musst du zur Arbeit?«, fragte er.

Sie stieß ihm ein Knie in den Hintern, und er setzte sich in Bewegung. Das Fliegengitter schwang auf und fiel hinter ihnen zu.

»Bald«, sagte sie. »Aber ein bisschen Zeit haben wir noch.«

Sie küsste ihn aufs Kinn und ging in die Küche. Knipste das Licht an und begann, den Tisch zu decken. Madelyn packte die Tüten aus, die sie reingetragen hatte. Daniel spähte noch einmal ins Dunkle und ging dann ebenfalls in die Küche.

Um Mitternacht saß Daniel wieder auf der Treppe. Sarah war vor Stunden mit dem Pick-up weggefahren, und Madelyn war angezogen auf ihrem Bett eingeschlafen, während der kleine Fernseher in einer Ecke ihres Zimmers flackerte. Daniel hatte schon dreimal nach ihr gesehen. Als das Auto in die Einfahrt bog, legte er den

Zeigefinger auf die Lippen. Der Fahrer nickte. Daniel stand auf und ging ins Haus.

Sekunden später kam er in seiner Jacke wieder raus, der Fahrer stieg leise aus und ließ die Tür offen stehen.

»Hey, Murr.« Daniel schüttelte dem Mann die Hand. »Danke fürs Kommen.«

»Kein Ding.«

»Ist heute schon das zweite Mal, aber ich will nicht, dass die Wichser zum Haus kommen.«

»Auf keinen Fall«, sagte Murray. »Schon klar.«

Er war Ende fünfzig, etwa eins fünfundsiebzig groß, mit vollem graumeliertem Haar, das schon vor Wochen einen Schnitt gebraucht hätte. Zerschlissene Jeans, Stiefel, Holzfällerhemd über breiten Schultern. Raue Haut an Wangen und Kinn, obwohl es außer dem dünnen Schnurrbart nichts zu rasieren gab.

»Die Kiste ist vollgetankt«, sagte er.

Daniel nickte. Schaute lange zum schwarzen Monte Carlo, der im Leerlauf in der Einfahrt wartete.

»Haustür ist auf«, sagte Daniel. »Und du weißt ja, vom Fernseher oder so wird das Mädchen nicht wach.«

»Und was soll ich ihr sagen, wenn sie doch wach wird?«

»Sag ihr, ich bin bald wieder da. Und lass dich nicht von ihr verarschen.«

»Und was ist mit deiner Lady? Wie viel weiß sie?«

Murray gab Daniel den Schlüssel.

»Um das Problem kümmer ich mich morgen«, sagte Daniel. »Heute ist noch nicht vorbei.«

Murray klopfte ihm fest auf die Schulter und ging zum Haus. Daniel stieg gerade ins Auto, als Murray auf Zehenspitzen zurückkam und zum Beifahrersitz zeigte. Dort stand ein Sixpack Bierdosen. Daniel zog es an der Plastikschlaufe hoch und gab es weiter.

»Mist«, sagte Murray, »hätt's fast verbockt, bevor's überhaupt losgeht.«

»Hab Bier zu Hause.«

»Später vielleicht nicht mehr.«

Daniel zog die Tür zu, und Murray drückte von außen dagegen. Er blieb einen Moment stehen, einen Daumen oben ins offene Fenster gehakt, Finger flach auf dem Dach.

»Pass auf dich auf«, sagte er, dann streckte er die Hand aus und Daniel nahm sie. Der alte Mann zerquetschte Daniels Finger fast. Sorge in seinen dunklen Augen.

»Bin in ein paar Stunden zurück«, sagte Daniel.

Murray nickte und ließ los. Er ging zum Haus und die Treppe rauf. Daniel legte den Rückwärtsgang ein und fuhr langsam aus der Einfahrt. Er wartete, bis die Haustür zuging, dann fuhr er im Schritttempo auf die Straße. Sekunden später sah er den Schein der Verandalampe nur noch schwach im Rückspiegel. Erst dann trat er aufs Gas und die Reifen wirbelten Bröckchen losen Asphalts auf, während er durch das kalte, lichtlose Land in Richtung Stadt fuhr.

Dieses Mal warteten sie auf ihn. Wallace lungerte neben dem schwarzen Van herum, der quer auf einem ansonsten leeren Parkplatz stand. Daniel hatte seinen Wagen einen Block entfernt abgestellt und kam zu Fuß. Kein Fahrzeug auf den angrenzenden Straßen, fast nirgends brannte Licht. Ein Industriegebiet mit Fertigungshallen, Lagerhäusern und Warendepots, bewacht nur von Hunden und Kameraattrappen. Sie befanden sich im äußersten Westen einer vorstädtischen Boomtown zwischen den nördlichen Counties und der Großstadt, in einem Ortsteil, der bei der Erschließung vernachlässigt oder vergessen worden war. Die Lichter der Stadt ließen den Berg im Osten kleiner wirken. Im Westen führten aufgegebene Gleise am Skelett eines Walds vorbei, dahinter Sumpfland, Wildgras, Einöde.

Daniel trat leise auf, und Wallace sah ihn erst, als er keine fünf Meter vom Van entfernt war. Wallaces Hand verschwand kurz in seiner Jacke und kam wieder zum Vorschein. Er schüttelte den Kopf, beugte sich vor und stützte die Hände auf die Knie. Als er sich wieder aufrichtete, sah Daniel die Pistolen unter seiner Jacke. Über dem schwarzen T-Shirt hing lose eine Schutzweste. Die Seitentür des Vans stand einen Spaltbreit offen, und Wallace zog sie ganz auf.

Clayton hockte im Inneren, daneben zwei Männer, die Daniel schon mal gesehen hatte, und ein Mann, den er noch nie gesehen hatte. Die beiden, die er kannte, hießen Mike Moreau und Troy Armstrong, zwei Profi-Gangster, die Clayton regelmäßig anheuerte. Über ihren Knien lagen Schrotflinten. Beide hatten eine Hand auf dem Schaft der Waffe, den Zeigefinger flach am Abzugsbügel. Der Unbekannte hatte kurzes blondes Haar und eine Narbe, die entlang des Haaransatzes verlief und in die linke Augenbraue mündete. Sehnig, aber breit unter der schwarzen Kevlarweste. Ähnlicher Körperbau wie Clayton, nur deutlich größer. Seine Augen waren so hell, dass sie unnatürlich wirkten. Der Mann saß an der Kabinenrückwand, die ausgestreckten Beine an den Knöcheln verschränkt. Kampfstiefel unter der schwarzen Cargohose. Er starrte Daniel so lange an, bis die anderen Männer nervös hin und her rutschten. Als Clayton Anstalten machte, etwas zu sagen, riss der Mann den Blick von Daniel los und stierte stattdessen ausdruckslos vor sich hin.

»Bist spät dran«, sagte Clayton.

Daniel schaute jeden der Männer noch einmal an. Über dem Hemd trug Clayton Holster mit Pistolen.

»Wieso habt ihr die Scheißwesten an?«, fragte Daniel.

»Steig einfach ein«, sagte Clayton.

Daniel schaute über seine Schulter in die Richtung, wo er sein Auto geparkt hatte. In der Luft der Gestank von verbranntem Gummi. Holzrauch aus der Ferne. Er stieg ein. Wallace machte die Tür zu, und Daniel setzte sich neben den bleichäugigen Mann. Er verschränkte die Unterarme über seinen Knien und spürte, wie der Van leicht absackte, als Wallace vorne Platz nahm. Die Fahrertür wurde zugezogen, der Motor ging an und sie fuhren los.

»Hast du nicht gesagt, wir wollen mit den Typen nur reden?«, fragte Daniel.

Clayton schaute nicht hoch, sondern checkte das Patronenlager seiner rechten Pistole.

»Das hab ich gesagt?«

»Du hast jedenfalls nicht gesagt, wir würden einen verdammten Brückenkopf stürmen.«

Clayton überprüfte immer noch die Waffe. Steckte sie ins Holster und lehnte sich zurück, die Hände im Schoß verschränkt.

»Diese degenerierten Bastarde haben einen Wagen von mir geklaut, mit einer Kofferraumladung Gras und Oxys«, sagte Clayton. »Und dabei haben sie dem Fahrer mit einem Montiereisen eins übergezogen. Jimmy Maher, fast noch ein Kind.«

»Ich kenn ihn«, sagte Daniel.

»Sie haben seinen Schädel gespalten und den Jungen am Straßenrand liegen lassen, wo er fast abgesoffen wär, weil er neben einem verdammten Gully lag.«

Daniel räusperte sich. Drehte den Kopf, bis sein Hals knackte.

»Ist er okay?«

»Ja, es geht ihm wunderbar.« Clayton fing an, die Klettverschlüsse seiner Schutzweste zu lösen und neu festzuziehen. »Er lebt noch, falls du das meinst. Aber es hat ein bisschen gedauert, bis wir uns da ganz sicher waren.«

Der Van legte sich scharf in die Kurve, und die Männer stemmten sich gegen die Sitzlehnen. Es ging geradeaus weiter, schneller jetzt, auf glattem Asphalt.

»Der Biker, der dich beklaut hat, heißt der Dubeau?«, fragte Daniel.

»Ja.«

»Ist verwandt mit einer großen Nummer bei den Angels, gehört zum Charter.«

»Weiß ich.«

»Du kannst den Typen nicht so in die Mangel nehmen. Die werden dich richtig ficken.«

Clayton sagte nichts mehr. Ein paar Minuten später beugte er sich vor und tippte Armstrong an. Er krümmte den Zeigefinger, und Armstrong langte nach unten und zog eine halb automatische Pistole hervor. Clayton nahm sie beim Lauf und hielt Daniel das andere Ende hin.

Daniel rührte sich nicht, und Clayton ließ die Hand sinken. Der Bleichäugige musterte Daniel von der Seite, aber der reagierte nicht. Clayton gab die Waffe zurück, und Armstrong steckte sie in den Spalt zwischen seinem und Moreaus Sitz. Alle schauten ernst. Bald drosselte Wallace das Tempo. Armstrong langte erneut nach unten und zog zwei Hockeymasken hervor. Sein Kumpel und er setzten sie auf. Jede Maske war wie ein Totenschädel bemalt, mit verschiedenen Grauabstufungen, damit die Knochen plastisch wirkten. Clayton zeigte auf die beiden und sagte, sie sollten die verdammten Dinger abnehmen. Moreau und Armstrong schauten sich an und rissen die Masken ärgerlich runter. Dass Clayton ihre Verkleidung für überflüssig hielt, gab Daniel zu denken.

»Wie wär's, wenn ich erst mal mit den Typen rede, bevor ihr anfangt, Leute umzulegen?«, fragte er.

Clayton spähte durch einen schmalen Schlitz in der Tür. Er

kniff ein Auge zu, um besser sehen zu können, und drehte sich dann zu Daniel um.

»Deshalb bist du hier.«

»Scheint was im Busch zu sein«, sagte der Bleichäugige.

Nun schaute Daniel doch zu ihm hin. Der Blonde grinste kurz und starrte ihn wieder an. In der farblosen Tiefe seiner Augen lag etwas Krankes. Er rutschte leicht nach vorne, sodass der gekürzte Schaft einer Doppelflinte unter seiner Jacke rausragte. Auch die Läufe waren abgesägt. Der Mann rutschte nach hinten, und das Gewehr verschwand wieder unter der Jacke. Daniel sah zu Clayton rüber.

»Hast du noch 'ne Weste?«, fragte er.

»Wozu, wenn du nur reden willst?«, fragte der Bleichäugige.

Daniel zeigte auf den Mann.

»Wer ist der Kerl?«, fragte er.

»Mein Neffe«, sagte Clayton. »Aus den Staaten zurückgekommen, um für mich zu arbeiten.«

»Hat er auch einen Namen?«

»Tarbell«, sagte Clayton. »Aaron Tarbell.«

»Nie von ihm gehört.«

Daniel lehnte sich zurück und atmete tief durch. Der Van wurde immer langsamer und hielt schließlich an. Wallace stieg aus, warf die Tür zu, und die Schlüssel schepperten im Zündschloss. Er ging zur Seitentür und zog sie auf. Daniel war als Erster draußen. Ohne Waffe, ohne Weste nahm er den unbefestigten Weg und verlangsamte weder das Tempo noch blieb er stehen, um zu horchen, ob die anderen ihm folgten.

Drei Männer hockten auf ihren Choppers vor einer Autowerkstatt, über der das Schild Dubeau Motors prangte. Zwei waren groß und langhaarig, Vater und Sohn, beide hießen Lennox Merritt. Die

Haare von Merritt junior waren blond, die von Merritt senior fast völlig grau. Näher zur Straße saß Billy-Jo Contois, hager und hemdlos unter seiner Kutte, mit etlichen schiefen Narben auf Armen und Oberkörper. Die Schnauzen ihrer Bikes zeigten zum Haus, einem gemauerten Ungetüm mit rostiger Blechmarkise über dem Eingang. Davor Picknicktische und ein Holzkohlegrill, aus dem Rauch quoll. Dubeau kam mit einem Bier aus der Werkstatt und hockte sich breitbeinig auf seine Panhead. Auf seiner Kutte Aufnäher in den Clubfarben, das Logo gut zu erkennen. Er trank sein Bier, während die anderen quatschten, fluchten und in Gelächter ausbrachen. Selbst auf dem tiefen Sitz seiner Maschine war er größer als die anderen. Er sah Daniel näher kommen und setzte sich aufrechter hin. Als er Clayton und den Blonden entdeckte, stand er auf.

»Alles okay«, sagte Daniel. »Setz dich wieder.«

Die anderen Biker verstummten, aber die Hand von Contois wanderte zu seinem Gürtel.

»Lass die Waffe stecken, Mann«, sagte Daniel. »Lass sie verdammt noch mal stecken.«

Die Hand wanderte weiter.

»B.J.«, brüllte Dubeau. »Mach kein' Scheiß.«

Der Mann ließ die Hand sinken.

»Was gibt's?«, fragte Dubeau. »Euch Jungs seh ich hier draußen ja nicht so oft.«

Er zeigte an ihnen vorbei.

»Dich kenn ich nicht«, sagte er zu Claytons Neffen.

Tarbell machte einen Schritt nach vorne und wollte etwas sagen.

»Halt die Klappe«, sagte Daniel. Tarbell erstarrte und schaute zu Clayton rüber, aber Clayton hatte den Blick fest auf die Biker gerichtet. Dubeau saß nur da.

»Ihr wisst, worum's geht«, sagte Daniel. »Ihr habt ein Auto geklaut und einen Typen ins Krankenhaus geschickt. Bestimmt habt ihr nicht gewusst, für wen der Junge arbeitet. Aber ihr müsst das, was ihr mitgenommen habt, rausrücken oder rüberschieben, was es wert war.«

Dubeau nickte.

»Den Spruch hab ich beim Clubtreffen schon von den großen Nummern gekriegt«, sagte er. »Wir wussten, dass ihr kommt.«

»Was haben die noch gesagt?«

»Dass wir's rausrücken sollen.«

Dubeau stand auf. Exte sein Bier, kratzte sich an der Brust und schwang das linke Bein übers Motorrad. Er war an die zwei Meter groß, hatte breite Schultern, fast keinen Hals und kurzes schwarzes, zur Seite geklatschtes Haar. Er feuerte die Bierdose in ein Ölfass neben dem Grill und ging zur Werkstatt.

»Warte«, sagte Daniel. »Ich komm mit.«

»Okay.«

Clayton sagte zu Daniel, er solle mitgehen, aber Daniel war schon bei Dubeau. Die anderen Biker schauten ihnen hinterher. Dubeau ging als Erster in die offene Halle.

»Hatte gehört, du wärst mit dem Scheiß fertig«, sagte er zu Daniel.

»Ich bin hier, oder?«

Sie marschierten durch die Werkstatt, vorbei an unzähligen Autoteilen, verdreckten Regalen und einer vorsintflutlichen Hebebühne. Daniel behielt Rücken und Hände des Bikers im Blick. Als sie einen schummrigen Raum erreichten, blieb Daniel im Türrahmen stehen. Taxierte das Zimmer, während Dubeau einen großen Matchsack holte. Dubeau warf den Sack in der Werkstatt auf den Boden, damit Daniel den Inhalt im Licht der Neondeckenröhre checken konnte.

Daniel schaute nicht rein. Nickte nur und hob den Matchsack am Trageriemen hoch. Winkte Dubeau vorbei und verließ hinter ihm die Werkstatt.

Sie waren keine drei Schritte weit gekommen, als das Geballer losging. Daniel warf sich auf den Boden, robbte zum Haus. In der Dunkelheit das Zucken von Mündungsfeuer. Dubeau drehte sich um fünfundvierzig Grad, wobei Fetzen seines Körpers durch die Luft geschleudert wurden. In einem Stück stak ein Rippenknochen. Seine Lederkutte war auf einer Seite völlig zerschossen und klebte nass an ihm. Er saß auf dem Asphalt, das rechte Bein am Knie verdreht, das linke ausgestreckt. Einen Moment lang hielt er sich in der merkwürdigen Position, dann zog ihn sein Gewicht nach unten, und er knallte seitlich auf den Boden. In der Werkstatt schepperte Blech. Die Erschütterungen hallten über Meilen bracher Felder durch die Nacht.

Daniel kam im Schutz der Werkstattmauer hoch, und auch Vater und Sohn Merritt wollten sich wieder aufrichten. Sie schauten zu Clayton und Tarbell rüber, der die abgesägte Schrotflinte gesenkt hatte, aus deren kurzen Läufen immer noch Rauch quoll. Die Merritts standen noch nicht ganz, als Moreau und Armstrong auf der anderen Seite des Hofs auftauchten und das Feuer eröffneten. Sie waren ums Haus geschlichen, hatten gewartet und kamen jetzt seelenruhig an. Billy-Jo Contois hatte seine Pistole im Sitzen gezogen und feuerte zweimal, schoss aber daneben, wurde selbst in Hals und Brust getroffen und brach auf seinem Bike zusammen, wobei er es im Fallen schaffte, eine Salve ins eigene Bein zu versenken. Seine Jeans färbte sich rostrot. Moreau und Armstrong schossen weiter, leere Patronenhülsen wurden ausgespuckt, neue geladen, und die Merritts flogen über ihre Motorräder und landeten, tot oder so gut wie, neben der Werkstattmauer. Der Grill wurde getroffen, fiel langsam um und kotzte beim Aufprall eine Masse aus versengtem Fleisch und glühenden Kohlen aus.

Als das Schießen aufhörte, trat Daniel von der Mauer weg und hob die Hände, Flächen nach außen. In seinem rechten Ohr schrillte ein hoher Ton, an seiner Jacke klebten Fetzen von Dubeau. Er schaute zu den beiden Profischützen, den toten Bikern. Dubeau war verblutet, sein Mund stand offen, die Augen waren weit aufgerissen und blickten blind nach Westen. Von den Bikes tropfte es rot, die Maschine von Merritt senior war auf ihren Besitzer gekracht, nachdem er über sie hinweggeflogen war. Daniel trat einen Schritt vor, um nach dem jüngeren Merritt zu sehen. Er lag neben seinem Bike, sämtliche Körperflüssigkeiten auf dem Asphalt verteilt. Daniel hatte den Mann fast sein Leben lang gekannt.

Daniel starrte zur Werkstatt. Zählte die Schritte vom Eingang bis zu der Stelle, wo es Dubeau umgehauen hatte. Dachte daran, wie dicht er hinter Dubeau gestanden hatte, als dieser getroffen worden war. Er legte eine Hand auf den Lenker des nächsten Choppers, umklammerte ihn, so fest er konnte. Griff nach dem Spiegel und riss ihn aus der Halterung. Dann drehte er sich um und ging zu Clayton, die Augen kalt auf den Neffen gerichtet. Tarbell betrachtete sein Werk und schaute erst hoch, als Daniel sich fast schon auf ihn gestürzt hatte, und auch dann schien er nicht zu begreifen, was los war. Er hob die Schrotflinte, als wollte er damit winken, Daniel stieß sie mit der Außenkante seiner rechten Hand weg und rammte einen linken Haken in die Wange des Mannes. Legte fast seine gesamte Kraft in den Schlag. Im Fallen ließ Tarbell die Waffe los, und sie knallte auf den Boden. Daniel kickte sie weg und ging erneut auf den Mann los. Auf Tarbells Wange war ein böser roter Riss zu sehen, und als er rückwärts wegkriechen wollte, öffnete sich der Riss, Blut sprudelte hervor und lief ihm bis zum Kinn. Daniel wartete, Tarbell kam auf ein Knie hoch und langte gleichzeitig unter seine Jacke. Daniel schlug die Hand weg, riss die Pistole aus dem Holster, packte den Blonden am Kragen und rammte ihm den Griff der Waffe ins Nasenbein. Tarbell kippte rückwärts, aber Daniel hielt ihn fest und platzierte eine Faust zwischen seinen nach hinten gerollten Augen, bevor Clayton und die beiden angeheuerten Gangster ihn packten, entwaffneten und wegzerrten.

Sie verließen die Stadt über eine schmale Landstraße im Norden. Daniel folgte dem Van in dem geliehenen Monte Carlo. Bald bog der Van von der Straße ab und fuhr in ein trockenes Flussbett, das unter einer unfertigen Überführung aus Betonstahl verlief. Über die gesamte Brücke war eine Plane gespannt, die sich im Wind wellte, während ein loses Ende wild gegen den Rohbeton schlug. Daniel hatte nicht vor, dem Van nach unten zu folgen. Er hielt am unbefestigten Straßenrand und wartete, bis die anderen auf die Lichthupe drückten. Das Handy in seiner Jackentasche vibrierte.

»Wenn ihr glaubt, ich komm da runter, habt ihr sie nicht mehr alle«, sagte er und legte auf.

Trotzdem warteten sie noch ein paar Minuten auf ihn. Daniel drückte die Knöchel fest auf die Hupe und ließ erst los, als das Abblendlicht des Vans anging und der Wagen den Abhang hochkroch.

Er folgte dem Van in einiger Entfernung bis nach Marston. Wohin sie wollten, ahnte er bereits. Sie erreichten den Ort über eine finstere Landstraße und wurden nur von einer Ampel aufgehalten. Daniel bremste etliche Meter hinter dem Van, obwohl zwischen ihnen kein anderes Fahrzeug war. Während sie auf Grün warteten, zog ein glänzend neuer Streifenwagen in der rechten

Spur an Daniel vorbei und hielt neben dem Van. Grau und schwarz lackiert, um ihn in Seitenstraßen und auf illegalen Abkürzungen besser zu verstecken. Daniel konnte nur einen Kopf erkennen, auf der Fahrerseite.

»Komm jetzt bloß auf keine blöden Ideen«, sagte er laut.

Sie standen mehrere Minuten so da, dann sprang die Ampel um. Der Streifenwagen fuhr an und bog, ohne zu blinken, auf der Kreuzung rechts ab. Der Van rollte langsam über die Straße, und Daniel folgte in gleichbleibendem Abstand.

Kurz nachdem sie die Stadt erreicht hatten, bogen sie in eine Straße ein, die an ein paar Läden und Wohnhäusern vorbeiführte, die meisten leer oder zum Verkauf stehend. Am Straßenrand parkte vielleicht eine Handvoll Autos. Straßenlampen gab es kaum und nicht alle brannten. An einer dunklen Ecke lag eine Bar, die Clayton gehörte, wenn auch nicht auf dem Papier, und sie mochte seit zwei Stunden geschlossen haben, als der Van davor hielt. Daniel verlangsamte das Tempo, legte den Rückwärtsgang ein, setzte langsam zurück und hielt in der Querstraße neben dem Haus. Von dort aus sah er den Notausgang der Bar, dessen Tür sich, wie er wusste, von innen mit einer Druckstange öffnen ließ.

Wallace stieg aus und kam auf Daniels Wagen zu. Daniels einzige Waffe war ein schwerer Knüppel, den Murray zwischen den Sitzen aufbewahrte. Als Wallace den Wagen fast erreicht hatte, stieg Daniel mit leeren Händen aus.

»Den Kerl lasst ihr besser im Van«, sagte Daniel.

»Schon klar«, sagte Wallace.

Daniel hakte die Daumen in seinen Gürtel und presste die Fäuste an die Hüften. So stand er Wallace gegenüber, bis der große Mann die Arme vor der Brust verschränkte und sich auf die Motorhaube des Monte Carlo setzte.

»Welcher Wichser hat überhaupt so eine Knarre?«, fragte Daniel.

Wallace schüttelte den Kopf. Er wusste keine Antwort.

Claytons Pistolen lagen auf dem Tisch, und auch seine Hände waren gut zu sehen, eine ruhte auf der Tischplatte, die andere hielt ein Whiskeyglas. Wallace zählte gebündelte Geldscheine durch und legte die Stapel in Reihen auf den Tisch. Sie hatten sich das Dope zurückgeholt und alles mitgenommen, was sie sonst noch in der Werkstatt gefunden hatten. Daniel saß ihnen aufrecht gegenüber, schien nicht mal zu blinzeln. Clayton sagte mehrmals, er solle sich beruhigen, aber während Daniel dort saß und wartete, überschlug sich sein Puls beinahe.

Wallace nannte Clayton den Betrag, Clayton sagte okay, nahm fünf dünne Bündel und legte sie zwischen sich und Daniel auf den Tisch.

»Wenn du dabeibleibst«, sagte er.

»Es geht nicht ums Geld«, sagte Daniel, an beide gerichtet. »Die Angels werden jeden von uns allemachen.«

Clayton schien das nicht zu beunruhigen. Wallace auch nicht.

»Die arbeiten für dieselben Leute wie ich«, sagte Clayton. »Den Jungs, die dabei sein wollen, wenn die Karten neu gemischt werden, war klar, dass sie Totholz verbrennen müssen.«

»Glaub ich nicht. Die werden zurückschlagen.«

»Du schnallst es immer noch nicht, oder?«, sagte Clayton. »Hier läuft's jetzt anders.«

Es klopfte an der mit Panzerriegel gesicherten Tür. Clayton nippte am Whiskey. Drehte sich nicht mal um. Wallace ging hin, spähte durch die Linse und entriegelte die Tür, um kurz mit dem Mann dahinter zu reden. Er machte sie wieder zu und schob den Panzerriegel vor.

»Seine Nase ist wohl nicht gebrochen«, sagte er.

»Immerhin«, sagte Clayton.

Wallace ging zur Bar und kehrte mit einer Whiskeyflasche zurück. Stellte sie neben Daniels leeres Glas. Daniel trank aus der Flasche und platzierte sie in der Nähe des Geldes.

»Du musst den Kerl loswerden«, sagte er.

Clayton überlegte kurz.

»Er macht, was andere nicht tun wollen«, sagte er.

»Er ist viel zu blond, um hier für dich zu arbeiten. Einen wie ihn werden die Leute nicht lange dulden.«

»In seinen Adern fließt Mohawk-Blut, das kann ich beweisen«, sagte Clayton. »Es kommt nicht drauf an, wie er aussieht. Sein Aussehen kann sogar sehr nützlich sein. Wie oft hast du mitgekriegt, dass die Cops einen ordentlich angezogenen Weißen auf der Straße anhalten?«

Daniel stand auf und trank noch einen Schluck. Wischte sich mit dem Handrücken über den Mund und sagte Wallace, er solle die Tür aufmachen. Wallace rührte sich erst, als Clayton sein Okay gab, und das machte Daniel so wütend, dass ihm seine Gesichtszüge kurz entglitten. Clayton stand ebenfalls auf, nahm ein Bündel Scheine und warf es in Daniels Richtung. Es traf ihn oben an der Schulter und fiel runter. Daniel, der Clayton den Rücken zugekehrt hatte, drehte sich ruckartig um, schlug aber zu spät nach dem Gegenstand, der ihn getroffen hatte, und sah das Bündel auf dem Boden liegen.

»Was soll der Scheiß?«, blaffte er.

»Seit ich dich kenne, hast du immer zu viel Schiss gehabt, ganz bei mir einzusteigen«, sagte Clayton. »Mach endlich mit und du wirst mehr Geld haben, als du dir vorstellen kannst.«

Daniel ging kurz in die Knie und hob das Bündel Scheine auf. Schmiss es in Claytons Richtung, allerdings mit solcher Wucht, dass es den Mann um einen halben Meter verfehlte. Gelangweilt drehte Clayton den Kopf, um zu sehen, wo es gelandet war.

»Ich bin nicht wie der Psycho, den du da angeschleppt hast«, sagte Daniel. »Verdammt, ich bin nicht mal wie Wallace.«

»Doch«, sagte Clayton. »Das weiß ich besser als jeder andere.«

Wallace lehnte jetzt an der Wand neben der Tür. Daniel taxierte ihn. Ohne die beiden Männer aus dem Blick zu lassen, zog er am Türriegel. Clayton kam um den Tisch herum und setzte sich auf die Kante.

»Geld ist nicht alles«, sagte Daniel und machte die Tür auf.

»Das hat Sarah auch gesagt«, sagte Clayton.

Daniel erstarrte in der Bewegung.

»Was?«

»Als sie vor ein paar Tagen bei mir im Haus war«, sagte Clayton. »Hat sie's dir nicht erzählt?«

»Wie möchtest du sterben?«, fragte Daniel.

Wallace machte einen Schritt nach vorne. Clayton hielt ihn mit einer Handbewegung zurück.

»Denk einfach nur an die Arbeit«, sagte Clayton.

»Ich denk an nichts anderes.«

Clayton stieß sich vom Tisch ab, ging zu Daniel und legte ihm eine Hand auf die Schulter. Daniel ließ es geschehen.

»Wenn du jetzt gehst, brauchst du nicht mehr herzukommen«, sagte Clayton.

Daniel wartete, bis Clayton die Hand entfernte, dann ging er raus und zog die Stahltür hinter sich zu. Der Hauptraum der Bar war schwach beleuchtet und die Profischützen Moreau und Armstrong saßen auf einer Bank und tranken. Sie blickten gleichzeitig auf. Daniel ging nicht an ihnen vorbei. Stattdessen drehte er sich um, nahm den langen Flur, der an der Küche und den Toiletten vorbeiführte, und verließ den Laden durch den Notausgang. In den Sekunden, die er brauchte, um die Tür hinter sich zuzumachen, schrillte eine Sirene und das Geräusch hallte durch die Straßen. Draußen war es kalt geworden, der Monte Carlo war mit Tau bedeckt. Daniel stieg ins Auto und fuhr durch die leeren Straßen schnell nach Hause.

Sieben

Sarah stand vor der Glastür des Altersheims und las ein Buch im gelben Licht des Außenstrahlers. Sie hatte einen Stuhl in die Tür gestellt, damit diese nicht zufiel und sie es hörte, wenn jemand nach ihr klingelte oder am Empfangstresen ein Alarm piepte. Auf dem Parkplatz standen nur wenige Fahrzeuge, darunter Daniels zerbeulter Pick-up. Andere gehörten den Heimbewohnern, wurden aber nie gefahren. Schlachtschiffe mit glänzender Lackierung, niedrigem Kilometerstand und vorderen Sitzbänken. Mehr als ein Wagen war schon so alt, dass man ihn mit Sicherheitsgurten hatte nachrüsten müssen.

Gebäude und Parkplatz befanden sich auf einer Anhöhe, sodass Sarah fast die gesamte Hauptstraße überblicken konnte. In der vor der Tür verbrachten halben Stunde waren ganze drei Autos vorbeigefahren, zwei davon Seite an Seite, bei einem wilden Rennen bis zum anderen Ende der Stadt. Auf dem Gelände des Pflegeheims gab es nichts als gemähte Grasflächen und verdorrte Blumenbeete. Ein langer Stacheldrahtzaun markierte die hintere Grenze des Grundstücks. Dahinter ein steiler Abhang mit Steinen, Unkraut, Wildblumen. Eine Viertelmeile ging es bergab, dann ebenerdig weiter mit Sumpf, Schilf und einem See am Ende.

Sarah hörte Blätter rauschen. Sie las das Kapitel zu Ende und feuerte das Buch in einen nahen Abfalleimer, dann zog sie den Stuhl aus der Tür und kehrte ins Haus zurück.

Auf dem Weg durch die Flure schaute sie auf ihre Uhr. Sie sang leise vor sich hin, wenn sie bei Text oder Melodie nicht weiterwusste, erfand sie etwas Neues, und die späten Töne hingen in der klimatisierten Luft. Sie kam an geschlossenen Türen vorbei, in den Schlitzen darunter gedämpftes Licht oder Schwärze, oft genug kam sie auch an offenen Türen vorbei, aus denen neben Dunkelheit oder Lampenlicht ein Wimmern, Stöhnen oder Schnarchen drang. Das schwere Herumwälzen eines Körpers. Sarah schaute in jedes Zimmer und horchte nach Geräuschen, die sie kannte, vor allem aber nach solchen, die sie noch nie gehört hatte.

Sarah bog um die Ecke und sah auf dem Linoleum ein Rechteck aus Licht. Sie blieb kurz stehen, ging dann über den Fleck und lehnte sich, die Hände in den Kitteltaschen, an den Türrahmen. Im Zimmer saß ein alter Mann auf einem Stuhl, eine Bierflasche in der Hand. Vor ihm ein kleiner Tisch. An der Wand gegenüber lief ein Fernseher, aber der Ton war ausgestellt und der Mann hatte den Stuhl zum Fenster gedreht, dessen zugezogene Vorhänge sich leicht in der kalten Nachtluft bauschten. Er trug lange Hose und T-Shirt, der Baumwollstoff spannte über seiner breiten Brust und weiße Haare quollen oben aus dem Ausschnitt. Auf dem Kopf eine silbergraue Mähne, die sich trotz des vielen Kämmens nicht ganz bändigen ließ. Seine Nase war groß, eine alte Narbe zog sich über ihren Rücken, weiter unten saß ein breiter Kiefer. An einigen Stellen war sein Körper mit dem Alter weicher geworden, aber seine Beine waren lang und kräftig und die Unterarme von dicken Muskelsträngen durchzogen. In seiner riesigen, knotigen Hand wirkte die Bierflasche winzig. Der Mann achtete nicht auf die Tür, in seinen Ohren steckten kleine Kopfhörer, die mit einer Anlage auf dem Tisch verbunden war.

»Hallo, Mr. Bradshaw«, sagte Sarah laut.

Der Mann schien sie nicht zu hören. Sarah blieb gelassen.

»John«, rief sie. »Die Polizei ist da. Die haben gesagt, sie haben einen Haftbefehl für Sie dabei.«

Der Mann nippte an seinem Bier. Er fummelte an dem Knopf in seinem linken Ohr herum und legte die Hand wieder auf die Armlehne.

»Draußen steht ein halbes Dutzend nackte Ladys«, sagte Sarah. »Die wollen ein Autogramm von Ihnen.«

Das Bier verharrte auf halbem Weg zu seinem Mund.

»Dann schicken Sie die besser gleich rein«, sagte er. Trank den letzten Schluck, stellte die leere Flasche auf den Tisch und drückte auf eine Taste in der Anlage. Er setzte sich aufrecht hin und zog die Kopfhörer aus den Ohren.

»Hallo«, sagte John.

»Hey«, sagte sie. »Wie geht's?«

»Gut«, sagte er. »Hab nur ein bisschen Durchzug gemacht.«

»Okay.«

Der alte Mann langte nach unten und wühlte in einem Blecheimer. Eis klackerte gegen Metall. Seine Hand tauchte wieder auf, zwei Flaschenhälse zwischen den Fingerknöcheln. Er stellte die Flaschen auf den kleinen Tisch. Zeigte auf den leeren Stuhl gegenüber.

Sarah, die noch im Türrahmen stand, lehnte sich zurück und spähte auf den langen, dämmrigen Flur. Schaute wieder ins Zimmer. Der alte Mann hatte sich nicht gerührt. Sie pustete sich eine Haarsträhne aus der Stirn und trat ein.

»Sie wissen schon, dass Sie kein Bier aus dem Speisesaal mit aufs Zimmer nehmen dürfen?«

»Ach ja?«

»Ich glaub, wir haben schon mal gegen diese Regel verstoßen.«

»Hör davon zum ersten Mal.«

Sarah ließ sich auf den Stuhl fallen. John nahm eine Flasche, fuhr nur kurz mit der Hand darüber, aber danach war der Deckel ab und befand sich in seiner Faust. Er schob die Flasche über den Tisch, bevor er die eigene öffnete und in die Höhe hielt. Sie stießen über den Tisch hinweg an und tranken. Er nahm einen großen Schluck. Sarah ebenfalls, sie wartete und nippte noch mal am Bier.

Der alte Mann schaute sie an.

»Die lassen Sie hier ganz schön schuften, was?«

»Nicht mehr als anderswo.«

»So wie Sie aussehen, würd ich sagen, die machen Sie richtig fertig.«

»Na, vielen Dank.«

Der alte Mann trank und lehnte sich zurück. Umklammerte mit der freien Hand die Stuhlkante. Sarah kniff die Augen zusammen, als versuchte sie, in der Ferne etwas zu erkennen. Dann nahm sie noch einen Schluck. Sah zur Tür. Niemand da.

»Es liegt wohl an einem selbst, wie viel sie dir aufladen«, sagte sie. »Hängt davon ab, wie sehr man sich reinkniet.«

Er nickte.

»Hab ich mir schon gedacht. Ein paar Schwestern sehen am Ende der Schicht nicht ganz so kaputt aus.«

»Das sind keine Schwestern.«

»Wie bitte?«

»Das sind keine Schwestern.«

»Aber Sie sind eine?«

»Noch nicht.«

Der alte Mann schnaubte.

»Dann will ich aber auch weniger Miete zahlen.«

Sarah lächelte.

»Ich seh mal, was ich tun kann.«

»Und nicht wegen dem Bier mit mir schimpfen. Oder mich bei denen da oben verpetzen.«

»Würd ich nie tun.«

Der alte Mann schwieg.

»Weiß ich doch«, sagte er dann.

Er stellte die leere Flasche ab. Langte in den Eimer und schaute fragend zu Sarah, aber sie hielt ihre halb volle Flasche hoch. Seine

Hand tauchte mit einer Flasche wieder auf, und der Deckel war schon ab, als er sie an den Mund setzte. Er trank und stellte die fast volle Flasche neben die ausgetrunkene.

»Wo lassen Sie die Leeren?«, fragte sie. »Hab hier noch nie eine gefunden oder mitgekriegt, wie sich meine Kolleginnen darüber den Mund zerreißen.«

»Och«, sagte er, »ich werf die einfach aus dem Fenster. Wahrscheinlich kullern sie runter bis zum Wasser.«

Sarah schüttelte den Kopf. Trank noch einen Schluck und starrte durch die dünnen Vorhänge in die Nacht. Über dem waldigen Gelände der sanfte Schein von Lampen, deren Masten lange vor Sarahs Geburt in den Boden gerammt worden waren.

»Manchmal tut es mir fast weh, wenn ich Sie anschaue«, sagte er. »Wissen Sie das?«

»Haben Sie schon mal gesagt.«

»Wäre sie nur etwas älter geworden, hätte sie bestimmt ausgesehen wie Sie.«

Sarah versuchte zu lächeln, aber es fiel ihr schwer.

»Sie dürfen niemals denken, später bleibt mir noch genug Zeit. Das ist nämlich gar nicht sicher«, sagte John.

»Würd ich nie riskieren.«

Sarah setzte sich auf und legte eine Hand auf den Tisch. John schaute zum Wald. Er ließ die Armlehne kurz los und griff dann wieder danach. Sekunden später hob er die Hand und nahm die von Sarah.

»Alles in Ordnung?«, fragte sie.

»Mir geht's gut«, sagte er. »Ich kenn das schon. Aber ich hab genug zu trinken, und die Nacht ist schön. Außerdem sitzt jemand Nettes bei mir.«

Er zog die Hand zurück, schaute Sarah aber nicht wieder an.

»In solchen Nächten träume ich davon, mit dem Boot unterwegs zu sein. Draußen im Osten. Ich träume von den Walen, wie sie die Küste entlangziehen. Beim Aufwachen kann ich das Salzwasser noch riechen und muss mein Gesicht befühlen, ob die Haut von der Kälte nicht ganz rissig geworden ist.«

Ein paar Minuten lang schwiegen sie. John hatte nichts mehr getrunken, seit er das Bier abgestellt hatte, und Sarah langte rüber, nahm es ihm weg und trank einen Schluck. Er lächelte breit, bevor er sich die Flasche zurückholte. Dann trank er, wischte sich mit dem Unterarm über die Mundwinkel und ließ die Hand mit dem Bier in den Schoß sinken.

»Wo sind denn nun die ganzen Ladys, die Sie mir versprochen haben?«, fragte er.

Sarah lachte, und je länger er auf eine Antwort wartete, umso mehr lachte sie.

In den frühen Morgenstunden saß Sarah allein an ihrem Tisch im Erdgeschoss. In der Nacht war sie nur wenige Male gerufen worden, nie war es etwas Ernstes gewesen. Verlegte Tabletten, Gänge zur Toilette. Nächtliche Verwirrtheit. Sarah las ein neues Buch, bis ihr fast die Augen zufielen. Als ihr Kopf kurz nach unten sackte, massierte sie ihre Schläfen, stand auf und ging in die Teeküche, um sich noch einen Kaffee zu holen. Während sie vor der Kaffeemaschine stand, hatte sie plötzlich ein komisches Gefühl und drehte sich in dem Moment um, als ein Nachthemdzipfel an der Tür vorbeihuschte. Sie ließ den Becher unter der Maschine stehen und ging in den Flur.

Eine paarundachtzigjährige Frau stand vor dem Ausgang.

»Hallo, Mrs. Robitaille«, sagte Sarah.

Die Frau umklammerte den Türgriff.

»Was ist denn?«, fragte Sarah. »Für einen Spaziergang ist es reichlich spät.«

Die alte Frau kniff die Lippen zusammen. Die Klinke ließ sie nicht los.

»Ich suche den Mann, der aus seinem Zimmer gegangen ist«, sagte sie. »Ich bin aufgewacht und hab ihn gesehen und bin hinter ihm her.«

Sarah schaute auf die gebeugte Frau. Lichtes weißes Haar, runzeliger Hals. Dicke blaue Adern auf den nutzlosen Händen. Doch in ihren Augen lag Entschlossenheit. Sarah legte eine Hand auf Mrs. Robitailles Schulter.

»Wer war der Mann?«

Mit den Augen suchte die Frau den Parkplatz ab. Sie drückte ein letztes Mal gegen die Tür und schaute zu Sarah hoch.

»Es war dieser Große. Ist einfach auf und davon. Richtig fix. Anscheinend geht's ihm besser.«

Sarah hob den Kopf und schaute ebenfalls nach draußen. Niemand zu sehen. Sie überlegte, ob sie vorhin vielleicht doch kurz weggedöst war, aber der Türalarm hätte sie mit Sicherheit geweckt. Er war nicht losgegangen, und am Kontrollbrett hatte auch nichts geblinkt.

»Draußen ist es so kalt«, sagte die alte Frau. »Und er hatte nicht mal seine Jacke an.«

Sarah schaute zu, wie Mrs. Robitaille den Kopf aufs Kissen legte und sofort wieder einschlief. Trotzdem wartete sie, bis sie die alte Frau leise pfeifen hörte. Sie verließ das Zimmer und zog die Tür sacht zu. Drehte am Knauf, bis der Schnapper lautlos ins Schloss glitt. Sie ging weiter, bis zum Nachbarzimmer. Die Tür stand offen. Nur einen Spaltbreit. Dahinter flackerndes Licht. Sarah legte eine Hand auf die Tür.

Der Fernseher lief stumm und sandte flache Lichtblitze über die Wand gegenüber und das Bett des Mannes. Im Zimmer war es eiskalt geworden. Die Kühle des frühen Morgens kroch durch die offenen Fenster, streifte die Vorhänge. Auf dem Bett ein Wulst aus Decken. Der Kopf des alten Mannes ruhte in der Mulde, die sein Gewicht ins Kissen gedrückt hatte. Sarah ging ums Bett herum und wollte die Fenster schließen. Blieb abrupt stehen und drehte sich um.

Als sie die Fingerkuppen in die weiche Unterseite seines Kinns drückte, war die Haut des Mannes kalt. Sie drückte etwas stärker, dann beugte sie sich vor und hielt Ohr und Wange über seinen leicht geöffneten Mund. Unter der Decke suchte sie nach seinem Handgelenk, umfasste es und ließ es gleich darauf wieder los. Sie nahm sein Gesicht in die Hände, rieb mit dem Daumen über eine bläuliche Wange. Trat einen Schritt zurück.

Sie setzte sich neben ihm aufs Bett und legte die Hände auf ihre Knie. Atmete tief durch, bis sie aufstehen konnte. Als sie stand, verschwamm alles vor ihren Augen, und sie musste sich erneut hinsetzen. Sie rieb sich die Augen, dann sah sie den einsamen Flaschenhals aus dem Eiswasser im Blecheimer ragen. Sie strich sich die Haare hinters Ohr, schniefte, beugte sich vor und griff nach der Flasche. Nahm sie hoch und Wasser tropfte auf ihren Kittel. Sie drehte den Deckel ab und nahm einen großen Schluck. Sie wollte zu John schauen, schaffte es aber nicht, deshalb stand sie vom Bett auf und setzte sich auf den Stuhl, in dem er vor wenigen Stunden noch gesessen hatte.

Der Wind blies jetzt stärker, die dünnen Vorhänge wehten gegen den Stuhl, und auf Sarahs blassem Nacken bildete sich Gänsehaut. Im Flackerschein des Fernsehers trank sie langsam und schaltete das Gerät bald aus. Die leere Flasche in der Hand. Im Zimmer wurde es nicht dunkel. Der Morgen stieg über dem Wasser empor und blinzelte durch die Lücken zwischen den Bäumen. Vögel schrien und halb nackte Äste schüttelten ihre verbliebenen Blätter.

Acht

Der Monte Carlo fuhr rückwärts aus der Einfahrt und bog auf die Straße. Staub wirbelte auf und hing in der Luft. Daniel stand auf der Treppe, ein Bier in der Hand, Kälte in den Knochen. Murray hatte ihm keine Fragen gestellt, und er hatte von sich aus nichts erzählt. Raureif lag auf dem Gras, aber er hatte sich erst spät in der Nacht gebildet und schmolz minutenschnell, als die Sonne hochstieg und gelbes Licht durch die entfernten Bäume streute. Er ging mit der Flasche ins Haus und setzte sich aufs Sofa. Trank das Bier aus, holte sich ein neues und ging in den Keller.

Er hörte sie, noch bevor er sie sah. Die Bretter seufzten leise, als sie nach unten kam. Daniel trug nur Shorts, seine anderen Sachen lagen zum Einweichen in einem Spülbecken mit altem Waschbrett. Dampf stieg vom Wasser auf.

»Dad«, sagte sie.

Er schaute nicht hoch.

»Alles in Ordnung?«

»Ja«, sagte er. »Und jetzt geh wieder schlafen.«

Er hörte den Pick-up die Einfahrt hochfahren. Der Motor erstarb, eine Tür ging auf und wieder zu. Daniels Puls beschleunigte, und er versuchte, ihn unter Kontrolle zu bringen. Schlüssel klapperten, der Türknauf drehte sich. Sarah sah Daniel auf dem Sofa und erstarrte. In Unterhose saß er auf der Kante. Auf dem Couchtisch überall leere Flaschen. Im Fernsehen lief eine Doku über Bärenmarder, der Ton war kaum zu hören.

»Was machst du da?«

»Hey, Sarah.«

»Mit dem Mädchen alles okay?«

»Ja.«

Sarah hängte ihre Schlüssel an einen Haken im Flur, ging in die Küche und legte ihre Tasche auf den Tisch. Sekunden später kehrte sie mit zwei Bierflaschen ins Wohnzimmer zurück und setzte sich in Arbeitskleidung neben ihren Mann. Sie wollte sich an ihn lehnen, stand dann aber auf, zog sich den Kasack mit beiden Händen über den Kopf und langte nach dem Saum ihres zerknitterten T-Shirts. Schmiss das Kleidungsstück auf den Boden, streifte die lange Hose ab und warf sie dazu, bevor sie sich in Unterwäsche wieder hinsetzte. Daniel griff über sie hinweg, nahm die Wolldecke, die er für Murray hingelegt hatte, und hielt sie Sarah hin. Sie kaute an den Nägeln ihrer linken Hand und schaute auf die Decke. Nahm sie ihm ab, schüttelte sie aus und legte sie erst über seine nackten Beine, dann über die eigenen.

»Du hast nicht eine Sekunde geschlafen«, sagte sie.

Sarah nahm eine Bierflasche vom Tisch, drehte sie auf und gab sie Daniel, bevor sie die eigene öffnete. Sie legte einen Arm um Daniel und rieb ihm den kalten Rücken.

»Ich glaub, Clayton hat uns in was reingezogen, aus dem wir nicht mehr rauskommen, ganz gleich, was der Wichser behauptet«, sagte er.

Er erzählte ihr, was geschehen war, sie hörte zu, und ihr Herz schlug hart gegen seine Seite. Sie trank das Bier in großen Schlucken, stellte es ab und legte den Kopf in die Hände.

»Ich hätte niemals rausfahren und mit dem Arsch reden sollen«, sagte sie.

»Wenn du nicht hingefahren wärst, wär's auch nicht anders gelaufen. Er hätte mich sowieso angerufen.«

Sarah stand auf und ging aus dem Zimmer. Daniel wollte ebenfalls aufstehen, aber sie kam schon mit neuen Flaschen zurück. Er sank aufs Sofa, und sie setzte sich neben ihn.

»Von jetzt an hältst du dich von ihm fern«, sagte sie. »Verstanden?«

Daniel starrte auf den Fernseher. Sie nahm sein Kinn in die Hand.

»Unsere Probleme lassen sich so nicht lösen«, sagte sie. »Nicht mehr.«

»Ich bin da irgendwie reingerutscht«, sagte er. »Hab's nicht kommen sehen.«

»Es ist nicht mehr wie früher, als du angefangen hast, für ihn zu arbeiten«, sagte sie. »So wie es jetzt läuft, bringt dich irgendwann noch einer um. Das ist mir aufgegangen, als ich mit Clayton geredet hab.«

Daniel nickte einmal.

»Ich will nicht so werden wie er«, sagte er.

»Gut.« Sarah nahm sein Gesicht in die Hände und küsste ihn auf den Mund. Er erwiderte den Kuss, aber das war auch alles.

Sie blinzelte, schwang die Beine hoch, legte sie über seine Schenkel und rutschte nach hinten zur Sofalehne. Er nahm ihre Fesseln und hielt sie sanft in den schweren Händen.

»Im Heim ist heute einer gestorben«, sagte sie. »Kurz davor war ich noch bei ihm. Hab nichts gemerkt.«

»Das tut mir leid«, sagte Daniel.

»Ich mochte ihn echt gern.«

Sarah trank und stellte die Flasche auf den Fußboden. Legte die Hände auf ihre Brust, und sie hoben und senkten sich sacht. Sie erzählte ihm von der alten Frau, die nach dem Toten gesucht hatte.

»Hast du was gesehen?«, fragte Daniel.

»Keine Ahnung. Es war spät, und ich hab nicht mehr viel mitgekriegt.«

Aus dem Zimmer des Mädchens drang ein Geräusch. Sarah richtete sich auf. Sie saßen ganz still da und horchten, ob Madelyn aufgewacht war. Es war nichts mehr zu hören. Sarah nahm Daniels Hände und hielt sie fest. Sie blieben nicht still.

»Woran denkst du grade?«, fragte sie.

»Die Männer, die mit meiner Hilfe umgebracht wurden, sind nicht zu Geistern geworden. Wenigstens hab ich keine gesehen.«

Sie schaute ihn aufmerksam an, aber er sagte nichts mehr. Ihm schien kalt zu werden. Er zitterte, und sie zog ihn fest an sich. Küsste ihn und drückte seinen Kopf an ihr Herz. Dann ließ sie ihn los und schob ihn rückwärts aufs Sofa. Legte sich auf ihn und hielt ihn fest, bis er eingeschlafen war. Lange Zeit war sie wach und schlief dann doch ein. Sonnenlicht sprenkelte ihre langen, blassen Beine und seinen von dicken Adern durchzogenen Unterarm. Ein Schatten auf ihren schlafenden Gesichtern.

Zweiter Teil

Er bestritt fast dreißig Kämpfe. Zwei verlor er nach Punkten, und im Cage ging er nicht ein einziges Mal k.o. Im Westen gab es nur wenige Gyms, dafür aber mehr Kämpfe, und an manchen Tagen fuhr Daniel stundenlang, nur damit Boxer ihn beim Sparring halb tot prügelten oder Ringer ihn auf verschlissene Matten und gegen gepolsterte Betonwände schmetterten. Immer kämpfte er sich wieder hoch. Er brach sich Finger und Zehen, erlitt eine Oberkieferfraktur und spuckte einen Monat lang Blut, rostbraune Klumpen, rot geäderten Schleim. Wischte er sich über die Augen, schmerzten die Schneidezähne. Daniel hatte keine Ahnung, ob sich die Beschwerden legen würden, aber irgendwann taten sie es, und er sparrte wieder in Gyms an irgendeinem Stadtrand, und in den meisten Hallen wollte bald niemand mehr mit ihm trainieren. Seine Ellbogen waren chronisch überlastet, und die Nervenenden in seinen Schienbeinen muckten schon lange nicht mehr auf. Er wurde immer seltener verletzt, und seine gebrochene Nase blieb gerade, weil sie so selten einen Schlag abbekam.

In den ersten Monaten blieb Sarah mit dem Baby zu Hause, dann fing sie wieder an zu arbeiten, und Daniel verbrachte so viel Zeit wie möglich bei dem Kind. Sarah hatte ein paar Freundinnen, und sie passten manchmal auf das Mädchen auf. Wenn er das Baby abholte, schienen sie es nicht hergeben zu wollen. Sie zuckten zusammen, wenn er die Kleine hochhob, als könnte er ihren Kopf mit den monströsen Händen zerquetschen. Sie hatten noch nie die Hand eines Fighters geschüttelt und waren erstaunt, wie vorsichtig seine kaputten Finger zugriffen.

Der Mann, gegen den Daniel als Nächstes antrat, hatte im Norden Kaliforniens trainiert, er hatte massige Hände und nahm

Daniel in den Clinch, schickte ihn aber nicht auf die Bretter. Gegen Ende der dritten Runde traf Daniel ihn mit einem Uppercut und einer Hakenkombination, der Mann ging zu Boden, sprang wieder auf und griff erneut an. Daniel blockte den Takedown ab und merkte, dass mit dem anderen etwas nicht in Ordnung war. Er nahm den Gegner in den Clinch und bearbeitete Bauch und Rippen mit Kniestößen, und als der Mann die Fäuste senkte, riss Daniel das Knie hoch, traf den anderen am Mund, und der Kampf war vorbei. Eine blutige Spur hinter sich herziehend, ging Daniel in seine Ecke. Der Cutman versorgte die Wunde an seinem Auge. Die Knochenkante über der rechten Augenhöhle war beim Schlagabtausch von einem Kopfstoß getroffen worden, aber Daniel hatte es nicht gemerkt. Nachdem Ringrichter und Arzt dem anderen Kämpfer aufgeholfen und ihn auf seinen Hocker gesetzt hatten, kam der Arzt zu Daniel, untersuchte ihn und stellte ein paar Fragen, bevor er den Ring wieder verließ. Daniel riss die Hände hoch, umarmte seine Betreuer und fuhr ins Krankenhaus, um sich die Augenbraue nähen zu lassen.

Im Frühjahr zogen sie in den Osten. Er fühlte sich in der Prärie nicht zu Hause, und Sarah wollte Wasser sehen, außerdem wurden die Winter in der Ebene mit jedem Jahr länger und härter. Im Osten kannte Daniel ein paar Leute, auch fanden dort jetzt häufig Kämpfe statt, und er musste nur noch einen oder zwei gewinnen, damit man ihn zu größeren Veranstaltungen einlud und er mehr verdienen und zum richtigen Zeitpunkt aufhören konnte. Sie fanden ein Haus südlich der Metropole und wollten in die Stadt ziehen, sobald er genug Geld zusammen hatte. Daniel legte die Kampfgagen beiseite und leistete eine Anzahlung auf eine Doppelhaushälfte am westlichen Stadtrand.

In der letzten Trainingswoche vor einem Fernsehkampf funktionierte Daniels rechtes Auge plötzlich nicht mehr richtig. Er sah

Lichtblitze und schwebende Punkte, nach denen er zuerst noch schlug, bevor ihm aufging, dass sie gar nicht da waren. Eine Gehirnerschütterung hatte er nicht gehabt. Die Trainer schickten ihn zu einem Arzt, der das Auge untersuchte und Risse in der Netzhaut feststellte. Noch vor Ende der Woche wurden die Netzhautlöcher bei einer Operation verschweißt. Daniel musste den Kampf absagen, und sein Kontrahent wurde von einem Ersatzboxer besiegt.

Er hatte gegen neunundzwanzig Männer gekämpft und wusste, einen dreißigsten würde es für ihn nicht geben. Als er wieder fit war, übte er an Pratzen, hing im Gym rum und half beim Training der jüngeren Boxer. Er ging immer seltener hin, und eines Tages verließ er das Gym mit seinem Equipment, und sie sahen ihn dort nie wieder. Arbeit gab es für ihn nicht, und die Anzahlung auf das Haus wurde einbehalten. Im Juli setzte sich Daniel mit seiner Frau und dem Kind ins Auto und fuhr mit ihnen in die kleine Stadt im Norden, wo er geboren worden war, und zu dem Haus, in dem er aufgewachsen war und sein Vater sein ganzes Leben lang gewohnt hatte.

Neun

Den Spätherbst verbrachte Daniel damit, Tribünen aus Aluminium zusammenzuschweißen. Als der erste Schnee fiel, wies man ihm einen Arbeitsplatz zu, wo er Busse und Transporter ausschlachten und zu neuen Fahrzeugen zusammensetzen musste. Daniel half beim Innenausbau von Häusern mit, er verlegte Rohre und Leitungen. Er lieferte solide Arbeit ab und galt als geschickter Schweißer. Die Firma, die ihn beschäftigte, fand immer etwas für ihn zu tun, und er nahm jeden Job an.

Er kam mit Brandblasen auf Armen und Handgelenken nach Hause, weil sich glühendes Metall durch seine schwere Arbeitsjacke gefressen hatte oder in einen Ärmel gerutscht war. Manchmal war die Haut an Hals und Nacken rußschwarz, weil Helm und Visier ihn nicht ausreichend geschützt hatten. Musste er länger arbeiten, warteten Sarah und Madelyn mit dem Abendbrot auf ihn. Manchmal erlaubte Sarah dem Mädchen, vor dem Fernseher zu essen, und wartete allein in der Küche auf Daniel. An manchen Abenden musste Sarah ebenfalls arbeiten, und Madelyn wurde die Straße runter zu Murray und seiner Frau geschickt, wo das Mädchen nach Strich und Faden verwöhnt wurde. Wenn Daniel heimkehrte, war das Haus leer, und er setzte sich in seinen schmutzigen Sachen aufs Sofa und trank Bier. Das Essen wärmte er in der Mikrowelle auf, nach einem halben Dutzend Bieren vergaß er es manchmal auch ganz. Hatte Sarah Nachtschicht, brachte er Madelyn ins Bett und setzte sich später in der Kälte, die den nahen Winter ankündigte, auf die Veranda und schaute in den sternenerleuchteten Himmel. In solchen Nächten war er völlig erledigt und versuchte, früh ins Bett zu gehen, konnte ohne seine Frau aber nicht einschlafen. Falls es ihm doch einmal gelang, fiel er in den unruhigen Schlaf, der sich nach zu viel Alkohol einstellt, und hatte am nächsten Morgen das Gefühl, überhaupt nicht geschlafen zu haben.

Am ersten Freitag im Dezember schneite es, und Daniel stand mit einem geliehenen Hochdruckreiniger auf dem Dach ihres Hauses und entfernte Klumpen vergammelter Blätter aus der Dachrinne. Seine Schicht war kurz vor Sonnenuntergang zu Ende gewesen, und er hatte den Dampfstrahler auf die Ladefläche seines Pick-ups gehievt und war nach Hause gefahren. Sarah war noch bei der Arbeit. Madelyn war nach der Schule mit zu einer Freundin gegangen und wollte dort über Nacht bleiben. Daniel hatte sich die Spritzpistole geschnappt und war über eine Leiter aufs Dach geklettert. Dort stand er im bleigrauen Spätnachmittagslicht, während das Autoradio das hohe Surren des Dampfstrahlermotors übertönte und weiße Flocken schwer auf Schindeln fielen.

Er war noch auf dem Dach, als Sarah aus dem Auto ihrer Kollegin stieg und die Einfahrt hochkam. Erst als sie vor dem Haus stand, konnte Daniel sie sehen. Weiß in ihrem Haar, die Jackenschultern schon durchnässt.

»Was zur Hölle machst du da oben?«, fragte sie.

Er blies einen Matschklumpen aus dem Sieb über dem Fallrohr, und sie schauten zu, wie dieser in den Garten flog.

»Kannst du mir ein Bier raufwerfen?«, fragte er.

»Wie wär's, wenn du runterkommst, bevor du dir den Hals brichst?«

Daniel hockte sich an die Dachkante, damit Sarah die Spritzpistole sah.

»Willst du drinnen duschen oder es gleich hier erledigen?«

Sie stemmte die Hände in die Hüften, wich aber nicht zurück.

»Dann bleibst du für den Rest deines Lebens da oben«, sagte sie.

»Bin in einer Minute unten.«

Sarah stieg die Stufen hoch und verschwand im Haus, machte aber nur das Fliegengitter zu. Licht drang auf die nasse Veranda. Daniel richtete sich wieder auf. Er legte die letzten Meter der Dachrinne frei, zielte auf die halbe Metallröhre, bis das Laub rausgeflogen oder durch die Regenrinne in den Garten gespült worden war. Dann blickte er zum mondlosen Himmel hoch. Der Schnee fiel dicht. Daniel hielt die Spritzpistole senkrecht nach oben und schoss einen Strahl Wasser himmelwärts.

Sie aßen zusammen, danach ging Sarah unter die Dusche, und Daniel tauschte die nasse Jeans und das Sweatshirt gegen trockene Sachen. Als Sarah ins Wohnzimmer kam, saß er auf dem Sofa und entkorkte eine Flasche Wein. Auf dem Tisch zwei Gläser. Sie trat hinters Sofa und umarmte ihn.

»Was wird das?«, fragte sie.

»Morgen müssen wir beide nicht arbeiten, und das Kind ist aus dem Haus.«

»Kaum zu glauben.«

Sie kam ums Sofa herum und setzte sich neben ihn. Er goss die Gläser fast voll und gab ihr eines. Sarah nippte, Daniel trank einen großen Schluck. Er hatte eine von Sarahs alten CDs in die billige Stereoanlage gelegt, die an der Wand gegenüber auf dem Tisch stand. Bruce Springsteen lief, dann folgten ein paar Stücke von Nirvana. Ein Konzept schien nicht dahinterzustecken.

»Viel von der Arbeit hast du nicht erzählt«, sagte Sarah.

»Da gibt's nichts zu erzählen«, sagte er. »Sie schicken mich immer nur zu den Scheißjobs.«

Sarah fragte nicht weiter. Sie tranken und hörten sich die Lieder an, bis die CD zu springen anfing und immer wieder dieselbe Zeile von In Bloom ausspuckte. Sarah nahm ein Kissen und schleuderte es durchs Zimmer. Es streifte die Anlage, das Lied lief weiter und war zu Ende. Dann ein Stück von Queen. Sarah nahm ihr Weinglas, trank und wippte zur Musik.

»Murray und Ella haben gefragt, ob wir vorbeikommen«, sagte Daniel. »Wenn du Lust hast.«

Sarah klemmte sich die Haare hinters Ohr und zog den Saum ihres Kleids glatt.

»Meinetwegen können wir auf einen Drink rüber«, sagte sie.

»Klang so, als ob sie sich echt freuen würden.«

»Gut«, sagte sie. »Aber wir gehen später.«

»Okay.«

Sie hob die nackten Füße hoch, zog die Knie an und schaute Daniel in die Augen. Leerte das Glas in einem Zug und stellte es ab. Schnippte mit einem Fingernagel gegen sein Glas. Es klirrte leise. Daniel lächelte und trank. Sarah nahm ihm das Glas ab und stellte es hinter sich auf den Tisch. Als sie sich wieder umdrehte, lag ihre Brust an seiner Schulter. Sie hob ein Knie über seine Beine und setzte sich auf ihn.

»Okay«, sagte er.

Sie küsste ihn, und er legte eine Hand auf ihren Rücken. Sie zog ihn an sich, biss ihm in den Hals, ins Ohrläppchen und lehnte sich zurück, sein Gesicht in den Händen. Er schob eine Hand unter ihren Rock und umfasste ihren nackten Hintern. Sie verlagerte das Gewicht, zog das Kleid über den Kopf und ließ es fallen. Aus dunklen Augen schaute sie auf ihn runter. Er sah zu ihr hoch und konnte die Luft fast nicht schnell genug in die Lungen pumpen.

Zehn

Weihnachten kam, und es ging ihnen nicht so schlecht, wie sie befürchtet hatten. Sie gaben wenig für sich selbst aus und wollten auch gar nicht viel haben. Madelyn wünschte sich weniger, als nötig gewesen wäre, und sie schenkten ihr mehr. Sie hatten einen Tannenbaum, den Daniel im nahen Wald geschlagen hatte. Gefällt mit einem Beil und mit einem Holzschlitten über das schneeige Feld gezogen. Es gab Truthahn und Wein, Wärme und Strom. Sie waren zwei Tage zusammen und mussten nicht arbeiten. Es waren schöne Stunden, aber sie gingen schnell vorbei und am zweiten Weihnachtstag musste Sarah abends wieder zum Pflegeheim fahren. Daniel lag allein im Bett, schlief unruhig, und dann kam auch schon der Morgen. In Overall und Stahlkappenstiefeln wartete er vor der Tür, während seine Frau die Einfahrt hochfuhr und aus dem Pick-up stieg. Den Motor ließ sie laufen. Als sie ihm im Vorbeigehen den Schlüssel gab, küsste er sie. Dann stieg er in den Wagen und fuhr zur Straße, über tiefe Rillen aus Sand gesprenkeltem Eis.

Er fuhr zur Baustelle und sah auf dem Parkplatz nur eine Handvoll Autos. Das Büro bestand aus mehreren miteinander verbundenen Containern, die auf Betonklötzen auf dem harten Boden hockten. Daniel stieg aus, ging die Behelfsstufen hoch und klopfte an die Tür. Der Bauleiter kam hinter seinem Tisch hervor und öffnete, ohne aufzublicken. Daniel trat ein, und der Mann setzte sich wieder an den Tisch.

»Wir schicken dich heute zu den Stahlzäunen«, sagte er.

»Okay. Wo sind die anderen?«, fragte Daniel. »Wegen Kater krankgemeldet?«

Der Bauleiter lächelte schief. Er nahm die Brille ab und sie baumelte an einem Band um seinen Hals.

»Wir haben den Jungs, die schon länger dabei sind, ein paar zusätzliche Tage freigegeben«, sagte er. »Im neuen Jahr stehen Projekte an, deshalb können sie noch ein, zwei Tage Urlaub gebrauchen. Ihre Arbeit können Leute erledigen, die noch relativ neu dabei sind, wie du.«

Daniel schob die Hände in die Taschen und schaute auf seine Stiefel. Wieder zum Boss.

»Was heißt das?«, fragt er. »Gibt's im Januar noch Arbeit für uns?«

»Ganz so schlimm sieht's noch nicht aus.« Der Bauleiter stützte die Ellbogen auf den Tisch. »Wir schicken keinen weg oder so. Aber im Winter gibt's nun mal nicht so viel zu tun. Einige müssen sich eine Zeitlang mit Kurzarbeit begnügen.«

»Alle, die da draußen parken?«

Der Boss wollte etwas erwidern, überlegte es sich aber anders. Er lehnte sich im Stuhl zurück. Nickte.

Daniel konnte ihn nicht länger ansehen und starrte aus dem vergitterten Fenster. Hektar um Hektar gefrorener Boden, im weiten Weiß große schlammige Stellen und gähnende Gruben, die darauf warteten, mit Beton gefüllt zu werden. Meilen von Metall, aufeinandergestapelt oder zu halb fertigen Gebilden zusammengesetzt. Zehn Tonnen schwere Schaufelbagger und Planierraupen, ohne Fahrer. Wer nicht wusste, wie die Arbeit gemacht wurde und wie viele Männer sich dafür anboten, hätte geglaubt, es gäbe ewig zu tun.

»Keine Angst«, sagte der Boss. »Ist ja nicht für immer. Erst mal überstehen wir den Winter und sehen dann, was der Frühling bringt.«

Daniel musterte ihn. Früher ein Schrank von einem Mann, jetzt etwas schwammig um den Bauch. Zu kleines Arbeitshemd, Ehering, der sich für immer in den schwieligen Finger gegraben hatte.

»Ich leg jetzt besser los«, sagte Daniel.

Der Bauleiter winkte und widmete sich wieder seinen Zetteln. Daniel verließ das Büro, zog die Tür hinter sich zu und stieg langsam die Stufen runter. Beim Pick-up machte er die Tür auf und blieb stehen, eine Hand auf dem Fensterrahmen, die andere auf der Kante der Ladefläche. Er spürte die abgebrochenen Bolzen und drückte darauf, bis das Metall in die Kuppe seines Mittelfingers und den Handballen schnitt, dann drückte er noch etwas fester und ließ los.

Nach Schichtende stand Daniel wieder auf dem Parkplatz, zog die Schutzkleidung aus und verstaute sie im Pick-up. Beim Schweißen war ihm ein Stück Metall in den Ärmel gerutscht und hatte eine Furche in den Unterarm gebrannt, bevor er es rausschütteln konnte. Er untersuchte den Arm. Eine Spur angesengter Haare vom Handgelenk bis zum Ellbogen. Es stank, sein Arbeitshemd auch.

Während er im Fahrerhaus nach einer Wundsalbe suchte, trat ein hünenhafter Schweißer namens LeBlanc aus dem Büro und ließ die Tür zuschwingen. Er hielt einen Umschlag in der Hand und stopfte ihn in die Tasche seines Overalls. Auf dem Weg zu seinem Auto kam er an Daniels Pick-up vorbei. Er redete mit sich selbst. LeBlanc war, wie Daniel, in der Gegend geboren und aufgewachsen, hatte aber die französische Highschool besucht und war ein paar Jahre jünger. Daniel schmierte Salbe auf die Wunde, hatte aber kein Pflaster dabei. Er krempelte den Ärmel bis zum Ellbogen auf. LeBlanc stieg in sein Auto, es senkte sich unter seinem Gewicht und hob sich, als er wieder ausstieg.

»Haben sie dich auch verarscht?«, fragte er.

»Ja.«

LeBlanc schüttelte den Kopf.

»Bock auf 'n Bier?«, fragte er.

Daniel überlegte. Automatisch schaute er auf sein Handgelenk, dabei trug er seit Jahren keine Uhr mehr. Einen Augenblick lang starrte er stumpf auf den Arm, dann ließ er ihn sinken.

»Ich fahr dir hinterher«, sagte er.

Sie hatten sich zwei Hocker an der Bar geschnappt, und niemand wollte neben ihnen sitzen. LeBlanc war fast einen Kopf größer als Daniel. Seine Hände sahen aus wie bei einem Monster aus einem Horrorfilm. Gewaltige Finger, gebrochen, schief zusammengewachsen und wieder gebrochen. Alle Fingernägel waren so weit runtergekaut, dass nur noch verhornte Knubbel übrig waren. Er hatte den Gehaltsscheck an der Bar gegen Geld eingetauscht und offenbar vor, den Großteil sofort zu versaufen. Im Fernseher lief eine Meisterschaft im Abfahrtslauf. LeBlanc klaubte eine Erdnuss aus einer Schüssel auf dem Tresen und schnippte sie gegen den Fernseher.

»Kein Ski-Fan?«, fragte Daniel.

»Wurde jemals ein Sport erfunden, der besser zu Arschgeigen passt?«

Daniel lachte. Sagte, es gäbe wahrscheinlich keinen. Sie tranken und redeten über die Arbeit, ihre Frauen, ihre Kinder. LeBlanc hatte vier Mädchen und einen Jungen. Das Erste war geboren, als er selbst noch ein halbes Kind war. LeBlanc verstummte mitten im Satz und schwieg.

»Machst du noch bei diesen Bikern und Indianern mit?«, fragte er schließlich leise.

»Wie bitte?«

»Na, so Sachen, die man nicht an die große Glocke hängt«, sagte LeBlanc. »Weißt schon, was ich meine.«

Daniel versuchte nicht mal, sich rauszureden. Er hatte den

Bauch voll Bier und war, während der Abend sich dahingeschleppt hatte, todmüde geworden. Er sagte LeBlanc, er würde diese Art Arbeit nicht mehr machen.

»Erzähl keinen Scheiß«, sagte LeBlanc.

»Ist die Wahrheit, Mann.«

LeBlanc verzog das Gesicht. Trank sein Bier.

»Wir kennen uns schon seit 'ner Ewigkeit«, sagte er. »Und du weißt, wie ich drauf bin.«

»Ja«, sagte Daniel. »Aber ich kann dir nicht helfen. Es ist nicht so, wie du denkst.«

»Du weißt doch gar nicht, was ich denke.«

LeBlanc schaute ihn kaum an.

»Such dir irgendwas, nur nicht den Kram, den ich gemacht hab«, sagte Daniel. »Bin anständig geworden. Solltest mich nicht mal nach dem Scheiß fragen.«

LeBlanc sagte nichts mehr. Daniel stand auf und ging in den Flur mit den Toiletten. Auf der Tür für Männer klebte ein aus Holz gesägter Hahn. Daniel ging rein und stellte sich an das Ende der Stahlwanne. Niemand sonst im Raum. Beim Pinkeln schaute er auf die Wand. In Kopfhöhe hatte jemand Life Sux auf den Putz geschrieben.

Die Tür ging auf, Daniel schüttelte ab und zog den Reißverschluss hoch. LeBlanc machte einen Schritt in den Raum hinein und blieb stehen. Er zog sich das Hemd über den Kopf und warf es auf die Waschbeckenreihe an der Wand. Am Bauch trug er ein bisschen viel Fleisch mit sich rum, aber Schultern, Brust und Arme bestanden nur aus Muskeln. In seinen Augen der entschlossene Blick des Volltrunkenen.

»Was wird das?«, fragte Daniel.

LeBlanc hob nur die Fäuste.

»Ich beweis es«, sagte er.

»Was denn?«

Aber der große Mann kam schon auf ihn zu. Der Raum war vielleicht sechs Meter lang, und die Kabinen und Waschbecken ließen Daniel keinen Platz zum Ausweichen. LeBlanc ging mit wilden Schwingern auf ihn los. Daniel zog die Deckung hoch und bewahrte immerhin so viel Ruhe, LeBlanc zu sagen, er solle mit dem Quatsch aufhören. Schaffte es, LeBlanc am Nacken zu packen, brachte den Kopf unter das Kinn des großen Mannes und drückte ihn weg. LeBlanc schlug um sich, seine Arme waren lang, und er traf Daniel beim Zurücktaumeln mit einem linken Haken an der Stirn. Daniel flog rückwärts in eine Kabine, kam Sekunden später wieder hoch, bewegte sich zuerst aber komisch. Sein rechter Fuß rutschte auf den glatten Fliesen fast aus. Als LeBlanc erneut angriff, führte Daniel mit dem vorderen Bein einen Frontkick gegen den dicken Bauch des Mannes aus, und LeBlanc wich einen Schritt zurück. Dann gehorchten Daniels Beine wieder, und er schmetterte einen harten rechten Lowkick gegen LeBlancs fleischigen Schenkel.

LeBlanc schrie auf, das getroffene Bein sackte weg, und er fiel nach vorn. Dabei bewegte er sich viel zu schnell, und seine Arme waren lang genug, um Daniel mit zu Boden zu reißen. Der große Mann plumpste auf Daniel und nagelte ihn mit seinem Gewicht auf den dreckigen Toilettenboden. Daniel sah nichts mehr und schaffte es nicht, LeBlanc wegzuschieben. Beißender Gestank, den er tief einatmen musste. Zwei Männer kamen in die Toilette, man hörte sie fluchen und schnell wieder rausgehen. Schwere Schritte im Flur.

Und dort, begraben unter dem Riesen, überkam Daniel ein Gefühl, das er seit seiner Anfängerzeit bei keinem Kampf mehr gehabt hatte. Echte Panik. Er versuchte, LeBlanc abzuschütteln, aber das Gewicht des Mannes zermalmte ihn fast. Kurze Schläge landeten auf Daniels Schläfen, und er wurde von LeBlancs Pranken richtig durchgerüttelt. Daniel stemmte den Rücken in den Boden, und als LeBlanc sich aufrichten wollte, rammte Daniel ihm die Fäuste in den Bauch und schaffte es, die Schmetterlings-Guard-Position einzunehmen, Knie angewinkelt, Schienbeine unter LeBlancs Oberschenkeln. LeBlanc wusste nicht, was er tun sollte, und als er erneut auf Daniel einschlug, verlor er das Gleichgewicht und Daniel hebelte den großen Mann nach oben und zur Seite. Daniel kam auf ein Knie hoch, zog LeBlancs Stützhand vom Boden, drehte den Mann auf den Rücken und setzte sich auf ihn.

LeBlanc versuchte, Daniel abzuschütteln, aber er konnte den Rücken nicht bewegen und rang nach Luft. Daniel hatte die Arme um LeBlancs Nacken und Schultern geschlungen und löste den Griff nur, um den rechten Arm des Mannes über dessen gewaltigen Kopf zu ziehen. Sofort legte er den linken Bizeps und Unterarm wieder um LeBlancs Hals, während er den linken Arm des Gegners mit Kopf und Schulter fest nach unten drückte. Er schwang die Beine seitlich über LeBlancs Knie, bis er mit dem Bauch nach unten neben dem Mann lag. LeBlanc bäumte sich auf und schlug Daniel mit der linken Hand auf den Hinterkopf. Sekunden später trommelte seine Faust nur noch schwach auf Daniels Rücken, dann hörte sie ganz auf und LeBlanc erschlaffte.

Daniel löste den Würgegriff und kam auf die Knie. LeBlancs Arm zuckte leicht. Daniel klopfte dem großen Mann auf die Brust und stand auf. Ging zum Spiegel über den Waschbecken. Auf der Stirn eine Beule, wo LeBlanc ihn getroffen hatte. Aus der aufgeplatzten Unterlippe lief ein Faden Blut. Kratzer und Schrammen auf einer Seite des Gesichts. An einigen Stellen war sein Hemd dunkel und feucht von LeBlancs Schweiß. Sein Atem ging immer noch schwer. Ein komisches Gefühl in seinem Magen, er spuckte Bier ins Waschbecken. Wieder und wieder, bis er nur noch trocken würgte. Als es vorbei war, trank er Wasser aus dem Hahn und spülte das Becken aus. Er wusch sich das Gesicht und ließ das Wasser kalt über die Hände laufen. Ging zu LeBlanc zurück. Kniete sich hin und umfasste das Gesicht des Mannes. Drehte den Kopf nach links und rechts. LeBlanc kam langsam zu sich. Daniel verpasste ihm eine Ohrfeige.

LeBlanc war immer noch wacklig auf den Beinen, als sie ihn auf den Beifahrersitz seines Pick-ups hievten. Daniel und ein anderer Gast mussten auf beiden Seiten anpacken, während eine von oben bis unten tätowierte Kellnerin LeBlancs Hintern in den Wagen schob. Der Mann wohnte etwa eine Meile von der Kneipe entfernt, Daniel fuhr LeBlancs Wagen, und die Kellnerin folgte in Daniels Pick-up. Ihre Schicht war vorbei, und er hatte versprochen, sie auf dem Rückweg vor ihrer Haustür abzusetzen.

Als sie bei LeBlancs Haus ankamen, waren dort alle Fenster dunkel, und in der Einfahrt stand kein Auto. LeBlanc hatte sich soweit erholt, dass er gehen konnte, aber er sagte kein Wort. Nicht nur, dass er vorhin die Kontrolle über seine Sinne verloren hatte, er war immer noch sternhagelvoll. Daniel und LeBlanc stiegen aus. Der große Mann entschuldigte sich bei Daniel und schüttelte ihm die Hand. Daniel begleitete ihn bis zur Haustür und LeBlanc fummelte an seinem Schlüsselbund herum, bis er den richtigen Schlüssel gefunden hatte. Daniel steckte ihn ins Riegelschloss, aber die Tür war nicht zugesperrt. LeBlanc verschwand im Haus.

Daniel ging zu seinem Pick-up, und die tätowierte Kellnerin rutschte auf den Beifahrersitz. Sie hatte schwarzes Haar und einen Ring durch die Lippe. Er kannte nicht mal ihren Nachnamen.

»Seine Frau schlägt ihn bestimmt gleich noch mal k.o.«, sagte sie.

Daniel schaute zum Haus. Noch immer kein Licht in den Fenstern.

»Ich glaub, da wohnt sonst schon lange niemand mehr«, sagte er.

Elf

Daniel kam von der Arbeit nach Hause, und der Tag hatte noch viele Stunden. In Arbeitskluft saß er draußen auf der Treppe, als wartete er darauf, jederzeit zur Baustelle zurückgerufen zu werden. Er ging ins Haus, öffnete den Kühlschrank und stand davor. Nahm sich ein Bier, schaute auf die Uhr und legte die Flasche zurück.

Er setzte sich auf die Kellertreppe und bandagierte die Hände. Ein viereinhalb Meter langer Stoffstreifen, der Muskeln und Bänder zusammenhalten sollte. Die zerschlissenen Sechzehn-Unzen-Handschuhe lagen neben ihm, er streifte sie über und zog die Klettverschlüsse fest. Er schlug Jabs und rechte Geraden in den Sandsack, bis kein Staub mehr durch die Luft wirbelte. Er tänzelte auf den Fußballen. Verlagerte das Gewicht auf beide Füße und schüttelte die müden Beine aus. Dehnte Waden, Arme und Nacken und schlug einen Jab nach dem anderen. Er versuchte ein paar Haken, aber sie fühlten sich nicht richtig an. Deshalb machte er mit Jabs weiter, feuerte hin und wieder auch eine schwere Rechte ab. Der rechte Fußballen stieß auf Beton und schickte Kraft in Wade, Hintern und Rumpf. In die Drehung seiner Abbruchbirnenschulter. Der Sandsack tanzte in den Ketten, der Querbalken ächzte. Als Daniel die Rechte in den Sandsack drillte, bäumte dieser sich auf und beschrieb einen weiten Kreis. Wäre oben im Haus jemand gewesen, es hätte geklungen, als würde Daniel die Waschmaschine mit einem Vorschlaghammer bearbeiten.

Eine Stunde später hielt er die Hände hinter dem Kopf verschränkt. Sog so viel Luft wie möglich in die Lungen. Er senkte die Arme, biss in den Klettverschluss eines Handschuhs und zog ihn auf. Streifte die Handschuhe nacheinander ab, legte sie auf die Treppe und setzte sich daneben. Er wickelte die schweißnassen Bandagen ab und warf sie in Richtung Waschmaschine. Stand auf, ging zum Waschbecken und drehte den Hahn auf. Er bückte sich und trank, bis seine Eingeweide vor Kälte schmerzten. Richtete sich auf, atmete tief ein und trank noch ein paar Schlucke. Dann drehte er den Hahn zu, ging zur Treppe und hob die Handschuhe auf. Den Mund weit geöffnet, stieg er die Treppe hoch.

Er hatte den Pick-up so am Straßenrand abgestellt, dass er über einen schmalen Streifen Brachland bis zum Haus blicken konnte. Ein schlichtes zweigeschossiges Gebäude in einem der älteren Viertel. Er bemerkte leichte Veränderungen, einen Anbau an der Garage. Auf einem Anhänger davor ein Boot, abgedeckt mit einer Plane. Vor Kurzem hatten sie einen Pool aufgestellt, der fast den gesamten hinteren Garten einnahm. Früher war dort ein Teich gewesen, den sie wohl zugeschüttet hatten.

Siebenundvierzig Jahre lang war es das Haus seines Vaters gewesen, dann hatte es für fünf weitere Daniel gehört, bis er es verkauft hatte, um es nicht ganz an die Bank zu verlieren. Kurz nachdem er mit dem Kämpfen hatte aufhören müssen, waren sie pleite gewesen, und das Haus hatte ihnen sowieso nur gehört, weil sie es geerbt hatten. Nach zwei Jahren, in denen Daniel sich und die Familie mit mies bezahlten Gelegenheitsjobs als Schweißer über Wasser gehalten hatte, waren sie gezwungen gewesen, das Haus umzuschulden, und nach einem weiteren schlechten Jahr hatten sie die Bank um einen zweiten Kredit bitten müssen. Als sie das Haus verkauften, hatten sie Kreditkarten und einen Kreditrahmen, steckten bis zum Hals in Schulden und konnten nicht alles zurückzahlen. Die Bank hatte ihr Geld inzwischen bekommen, aber die anderen Schulden stotterten sie immer noch Monat für Monat ab. Sogar bei Clayton hatte Daniel einmal Geld leihen müssen, aber er hatte sich geschworen, das nie wieder zu tun. Es dauerte zu lange, die Schulden mit den Händen abzuarbeiten, bevor er überhaupt nur daran denken konnte, etwas auf die hohe Kante zu legen.

Er saß im Pick-up, bis er den Anblick des Hauses nicht mehr ertrug. Als er den Gang einlegte, kamen Leute auf die hintere Veranda und schauten in seine Richtung. Schirmten die Augen mit den Händen ab. Daniel ließ das Fenster runter, schob die Faust raus und streckte den Mittelfinger. Der Mann auf der Terrasse schaute weiter zu ihm. Winkte dann. Daniel lenkte den Pick-up auf die Straße und fuhr davon.

Gelbe Busse kamen und fuhren durch Matsch und Schnee. Daniel saß im Pick-up und überlegte, ob er jemals mit einem zur Schule gefahren war, konnte sich aber nicht daran erinnern. Kids mit Schultaschen und Rucksäcken rannten vorbei, einige gut angezogen, mit Markenturnschuhen und Klamotten, die man nur für sie gekauft hatte. Andere Kids trugen zu große, abgelegte Sachen und hatten selbst gemachte Haarschnitte, wieder andere quälten sich mit kaputten Ranzen und Turnschuhen. Die Kinder waren zwischen fünf und dreizehn, einige Gesichter erinnerten Daniel an Männer, die er kannte, oder Mädchen, die er als Teenager gekannt hatte und die nun um die dreißig sein mussten. Und doch gingen sie dort, ein paar von ihnen sehr klein, mit hohen Stimmen. Einige der Größeren waren schon zu weit für ihr Alter, und Daniel überlegte, welche Probleme sie hatten oder anderen machten.

Er stieg aus, schlug die Tür zu und wartete. Eine schwache Spur seines Atems in der Luft. Er trug eine dünne Jacke, doch die Kälte machte ihm nicht viel aus. In den umstehenden Autos sah er andere

Eltern, ebenso vor dem Eingang der Schule, wo sie mit Lehrern oder Bekannten redeten. Daniel blieb beim Pick-up stehen. Das Mädchen kam und kam nicht. Tief in seiner Brust nervöse Anspannung, die er weder unter Kontrolle bringen noch wegerklären konnte. Er wartete, bis fast alle Kinder verschwunden waren, dann zog er die Schlüssel aus der Tasche und stieg wieder ins Auto.

Er war die Straßen im Umkreis der Schule noch nicht lange abgefahren, als er sie am Zaun des Schulgeländes entdeckte. Selbst aus hundert Metern Entfernung erkannte er sie am Gang. Das Mädchen lief drei Jungen hinterher, die einen vierten verfolgten. Daniel überfuhr beinahe ein Stoppschild und holte sie bald ein.

Als er auf gleicher Höhe war, hatten sich die drei Jungen auf dem Gehsteig bereits auf den vierten gestürzt. Kurzes Gerangel, dann lag er bäuchlings in einem Schneehaufen, und die anderen droschen auf ihn ein. Zwei von ihnen waren lang und dünn und drückten den kleineren zu Boden. Der Kräftigste boxte dem unten liegenden in den Rücken und stieß ihm ein Knie in die Seite. Seine Schläge waren hart und hinterhältig. Das Kind auf dem Boden war schon in keiner guten Verfassung gewesen, bevor sie angefangen hatten, auf ihn einzuprügeln. Trotzdem konnten sie den schmuddeligen Jungen kaum unten halten, er heulte, fauchte und krakeelte. Daniel riss das Steuer rum und fuhr so dicht an den Bordstein, dass die Reifen dagegen schrammten und der Pick-up wackelte. Als er die Tür aufstieß, sah er, dass sie den Jungen in den Schnee drückten und ihm Hände voll davon in Jacke und Hose stopften. Daniel trat im selben Moment auf den Gehsteig, als Madelyn die Jungen erreichte.

Sie riss den Dicken an der Schulter herum und verpasste ihm eine rechte Gerade in den Bauch, sodass er sich auf den Boden setzte. Dann packte sie den nächsten der beiden Langen hinten an der Jacke und zwang ihn auf die Knie. Er war um einiges größer als Madelyn, hatte sie aber nicht kommen sehen. Der andere Große drehte sich um, ließ von dem Jungen auf dem Boden ab und taxierte das Mädchen. Der Bullige war wieder auf den Beinen und wollte sich auf sie stürzen, aber Daniel schrie so laut, dass er erstarrte und fast wieder das Gleichgewicht verlor. Blut tropfte aus seinen Nasenlöchern. Die Jungen wollten wegrennen, aber Madelyn hielt den Größten fest und traktierte seinen Bauch mit Faustschlägen, bis es ihm gelang, sie niederzuringen. Daniel holte die beiden anderen ein, bekam den Größeren an Jackenzipfel und Gürtel zu fassen und hob ihn hoch, als wäre er ein Bündel Zweige. Das Mädchen und der Lange ließen voneinander ab und standen auf. Daniel trug den Jungen ein paar Schritte weit und ließ ihn fallen.

Sobald der schmuddelige Junge Licht am Horizont sah, sprang er auf und ging auf den Nächststehenden los, den zweitgrößten, den Daniel verschont hatte. Der Lange bekam eine Ohrfeige verpasst, fiel rückwärts und knallte mit dem Kopf gegen einen zugeschneiten Stromkasten. Er schloss die Augen und hielt sich die Schläfe. Auf den Wangen des verwahrlosten Jungen schmutzige Tränenspuren. Sein Blick wirkte irr. Daniel fing ihn ab, bevor er einen weiteren Treffer landen konnte. Der Junge versuchte, sich freizuzappeln, wurde aber bald langsamer, alle Luft schien aus ihm zu weichen und er sank in den Schnee. Das nasse Haar stand ihm vom Kopf ab, er hatte Schnee in den Ohren. Seine Jacke war offen, der Reißverschluss kaputt. Der Lange, der die Ohrfeige kassiert hatte, lief davon, der Bullige half dem Dritten hoch.

»Arschgeigen«, schrie er. »Wir kriegen euch. Und eure Skalpjäger-Freunde auch.«

Daniel ging auf ihn los, und die Jungen wollten weglaufen. Sie waren nicht schnell genug, Daniel rammte einen Stiefel in den

Hintern des Bulligen, der Junge stolperte und fiel kopfüber auf den Gehsteig. Im nächsten Moment rappelte er sich aber schon wieder auf und humpelte schnell davon.

»Ich kenn deinen Alten«, rief Daniel ihm nach. »Erzähl ihm ruhig, wer's war, und richte ihm aus, er kann gern vorbeikommen, wenn er sich beschweren will.«

Der Junge blieb kurz stehen und zeigte Daniel einen Vogel.

»Wär ich ein schlechterer Mensch, würde ich dir sagen, warum er einen verdammten Scheiß tun wird«, sagte Daniel.

Der Junge spuckte auf den Boden und lief weg. Daniel schaute den Kindern kurz hinterher, dann drehte er sich um und wollte nach dem Prügelopfer sehen. Nur Madelyn war noch da, rotes Gesicht, zerrupfter Pferdeschwanz.

»Er ist abgehauen«, sagte sie und zeigte vage in eine Richtung.

Daniel schaute den Gehweg entlang, zu den Lücken zwischen den Häusern, konnte den Jungen aber nirgends entdecken. Blutflecke im Schnee, ein einsamer Rucksack, den einer der Schläger bei der Flucht verloren hatte. Madelyn hatte ihre Büchertasche aufgehoben und klopfte den Schnee ab. Sie ging zum zurückgelassenen Rucksack, nahm ihn am Riemen hoch und schleuderte ihn weg. Er streifte das obere Ende des Schulhofzauns, drehte sich im Fallen und verteilte seinen Inhalt auf dem Boden. Daniel lief zu Madelyn und legte eine Hand unter ihr Kinn. Sie schaute zu ihm hoch. Kratzer auf rechter Wange und Stirnseite.

»Alles okay?«, fragte er.

»Ja.«

»Gut«, sagte er. »Und jetzt steig in das verdammte Auto.«

Das Fenster auf der Beifahrerseite ächzte stoßweise nach unten, bis es halb geöffnet war. Madelyn ließ sich die kalte Luft ins Gesicht wehen und hielt eine Hand nach draußen.

»Lass mal sehen«, sagte Daniel.

Sie zog die Hand rein und hielt sie ihm hin. Daniel nahm sie und betrachtete die Knöchel. Leicht rot, sonst nichts. Er drückte mit dem Daumen auf jeden Knöchel und Madelyn gab kein Geräusch von sich, bis er Zeigefinger und Mittelfinger berührte.

»Tut das sehr weh?«

»Bisschen.«

Er ließ ihre Hand los, Madelyn rieb sie und hielt sie wieder aus dem Fenster. Lange Zeit sagten sie nichts.

»Bist du sauer auf mich?«, fragte sie dann.

Er schüttelte den Kopf, Blick auf die Straße geheftet.

»Ich will nicht, dass du dich prügelst.«

»Du hast dich früher auch geprügelt«, sagte sie. »Erst letzte Woche wieder.«

Daniel schüttelte den Kopf. Die Blessuren vom Kneipenabend mit LeBlanc waren noch nicht ganz verheilt.

»Das hätte niemals passieren dürfen«, sagte er.

Madelyns Atem hatte sich noch nicht beruhigt. Daniel legte eine Hand auf ihre Schulter und drückte sie. Das Mädchen zitterte. Das Adrenalin in ihrem Körper wusste nicht, wohin.

»Wenn du mir beibringst, wie …«

»Schluss jetzt«, sagte er.

Das Mädchen verstummte. Daniel schaute auf die Straße. Er schien in seinem Sitz zu schrumpfen. Madelyn ließ ihn kurz in Ruhe.

»Kennst du den einen Vater wirklich?«, fragte sie. »Von dem, der dich beschimpft hat?«

»Deshalb weiß ich, aus welchem Holz der Junge geschnitzt ist.«

Madelyn zog das Gummiband aus ihrem Pferdeschwanz und band ihn neu. Daniel blickte beim Fahren nach links und rechts. Häuser aus Ziegelsteinen, davor nackte Eichen und Holzzäune, unterschiedlich gestaltete Vordächer und Veranden. Häuserreihen mit Fassaden aus Holz und Ziegeln, breiten Einfahrten und verschiedenfarbigen Seitenwänden. Häuser aus Teerpappe und groben, schwarzen Schindeln mit eingefallenen Garagen, Schottergärten und schneebedeckten, buckligen Flächen. Einige Häuser kannte Daniel, andere nicht.

»Wenigstens hast du den Schlag richtig ausgeführt«, sagte Daniel. »Wenn du dir da draußen die Hand brichst, bist du erledigt.«

Im Spiegel der Scheibe sah er sie lächeln.

»Mach das trotzdem nie wieder, verstanden?«, sagte er.

Sie versprach es. Setzte dabei ein Pokerface auf. Daniel schaute seine Tochter ernst an, wusste aber, dass es für sie längst zu spät war, sich an das Versprechen zu halten.

Zwölf

An einem Donnerstag beendete Daniel seine Schicht am frühen Nachmittag und ging zu seinem Pick-up. Eine Zeitlang saß er im Fahrerhaus und starrte zur Bürobude. Senkte den Kopf und atmete langsam. Er verließ den Parkplatz und fädelte auf die Straße ein, die aus der Stadt herausführte. Als er eigentlich hätte abbiegen müssen, fuhr er weiter geradeaus. Von der Überführung aus sah er die Einmündung der Straße, an der sie wohnten. Auf dem Beifahrersitz lag sein alter Matchsack, vollgestopft bis oben hin.

Eine halbe Stunde später steuerte er den Pick-up auf einen schlaglöchrigen Platz vor einer Gewerbehalle. Auf dem flachen Dach bestimmt dreißig Zentimeter Schnee. Die Reifen schlitterten durch Matsch und Streusalz. Die Halle war in vier Einheiten unterteilt, nur eine war belegt. Die übrigen waren mit Brettern vernagelt, an den Türen hingen Zettel, auf denen das Objekt zum Kauf oder zur Miete angeboten oder eine Geschäftsaufgabe gemeldet wurde. Daniel blieb im Pick-up sitzen. Drei Fahrzeuge auf dem Platz, eines erkannte er wieder. Irgendwann stellte er den Motor ab, griff sich den Matchsack und stieg aus. Er ging zum beleuchteten Eingang der belegten Einheit. Gefrierender Nieselregen fiel, begleitet von eisigem Wind, der an seinen Haaren und dem Gesicht zerrte.

Im Näherkommen sah Daniel, dass der vordere Raum menschenleer war. Auf einem Tisch ein eingeschalteter Computer, links und rechts abgewetzte Bürostühle. An der Wand dahinter gerahmte Fotos. Poster an den übrigen Wänden und in den vorderen Fenstern. Licht am Ende eines langen, schummrigen Flurs. Dass die Tür nicht verschlossen war, wusste er, daher ging er einfach rein. Es roch nach Schweiß und altem Leder, Feuchtigkeit und Desinfektionsmitteln. Ein Geräusch wie von Schüssen. Nackte Füße auf hartem Boden. Weiter hinten drosch jemand auf Pratzen ein, das Geräusch hallte von den nackten Betonwänden wider. Lächelnd zog Daniel die Schuhe aus und stellte sie zu denen der anderen Männer. Die Eingangstür war nicht richtig ins Schloss gefallen, er zog sie zu und ging dann durch den Flur.

Als sie ihn sahen, hielten sie inne. Ein, zwei Sekunden lang. Machten dann weiter. Im Ring zwei Männer. Einer hielt Pratzen, der andere trug Boxhandschuhe und Shorts, sonst nichts. In einer Ecke sprang ein Mann Seil, als Daniel eintrat, wandte er kurz den Kopf, sprang weiter und schaute zu den Männern im Ring. Vor einer Ringecke ein Tisch, auf dem ein digitaler Zeitmesser die Sekunden hochzählte. In der fünften Minute schrillte ein Ton, der Trainer fing einen letzten Schlag ab und senkte die Pratzen. Der Boxer im Ring riss die Arme hoch und verschränkte die Hände hinter dem Kopf. Der Trainer sprach leise auf ihn ein, der Mann nickte und schaute ihm in die Augen. Der Trainer hob die Pratzen erneut, der Boxer klopfte mit den Handschuhen dagegen, lief auf und ab. Auf der Matte nasse Flecken von seinem Schweiß. Daniel wartete vor dem Ring, bis sich der Trainer zu ihm umdrehte. Braune Haut. Flache Nase, der Knochen schon lange kaputt. Der Trainer lehnte sich gegen die Seile. Kniff die Augen zusammen, lächelte leicht.

»Was willst du denn hier?«

»Hey, Jasper«, sagte Daniel.

»Lange her, Mann.«

»Hab gehört, du hast den Laden wieder aufgemacht.«

Jasper richtete sich auf und wies mit einer Hand durch die Halle, auf die neuen Matten, die Bodenplane, die Ringseile. Gestelle mit Hanteln an einer Wand, gegenüber Sandsäcke und Maisbirnen, die an Ketten von der Decke hingen. Ein alter Muay-

Thai-Boxsack, der den Boden berührte, darunter hatte sich Sand gesammelt, sodass es aussah, als stünde er auf einem Sockel.

»Hübsch, oder?«, sagte der Trainer.

»Ist okay«, sagte Daniel.

»Aber nicht wie das alte Gym.«

»Nein. Macht aber nichts.«

Jasper zeigte auf Daniels Matchsack.

»Willst du trainieren?«

»Das war der Plan.«

»Alles dabei?«

»Yessir.«

»Umkleide ist hinten links. Sag einfach Bescheid, wenn du Tape oder Bandagen brauchst.«

Daniel nickte und schulterte den Matchsack. Durchquerte die Halle. Der Boxer im Ring tänzelte vor und zurück und schien niemanden mehr zu bemerken. Der Mann in der Ecke sprang noch Seil. Warf Daniel noch einen Blick zu. Sein Gesichtsausdruck verriet nichts. Dunkle Haut, die sich über der verbogenen Nase und einer schief zusammengewachsenen Augenbraue spannte.

Daniel kam im Halbdunkeln nach Hause. Als er aus dem Pick-up stieg, machte Sarah die Tür auf. Sie musterte ihn von oben bis unten. Als er mit dem Matchsack die Treppe hochkam, drehte sie sich um und ging wieder rein. Daniel ließ den Beutel im Flur fallen und kickte ihn weg. Er hängte die Jacke an einen Haken und wollte in die Küche, aber Sarah kam ihm mit einem Tablett mit dem Abendbrot entgegen.

»Hättest nicht warten müssen«, sagte er.

»Schon okay.«

Sie stellte die Teller auf den Tisch. Brathähnchen und Kartoffeln, in der Tischmitte eine Schüssel mit Salat. Zwei Flaschen Bier.

»Setz dich«, sagte sie.

»Wo ist das Mädchen?«

Sarah nickte in Richtung Wohnzimmer.

»Ich hab sie vor dem Fernseher essen lassen. Konnte am Tisch nicht stillsitzen. Kam ständig in die Küche. Von mir hat sie die Ungeduld nicht, so viel steht fest.«

Daniel setzte sich an den kleinen Esstisch, wartete. Sarah war wieder in der Küche, schaltete den Ofen aus, kam zurück und setzte sich. Er zerteilte das Hähnchen, kaute und beobachtete Sarah. Sie aßen, redeten wenig. Aus dem Wohnzimmer drangen Geräusche und Daniel schaute über seine Schulter zu Madelyn hin. Nahm noch einen Bissen und sah wieder nach hinten. Sarah legte ihr Messer und die Gabel auf den Tisch.

»Geh schon rüber, Blödmann«, sagte sie.

Dreizehn

Fast jeden Tag verließ Daniel die Baustelle gegen Mittag. Fuhr mit dem Pick-up eine Stunde lang zum Stadtrand. Aß beim Fahren mit einer Hand, was seine Frau am Vorabend für ihn zubereitet hatte. Die Tür des Gyms stand immer offen. Er betrat die Halle, in der Jasper für junge Fighter die Pratzen hochhielt, manchmal saß der Coach auch neben dem Ring auf einem Hocker, während einer seiner Assistenten die Nachwuchskämpfer drillte. Unter der Woche fanden vormittags Kurse statt, und wenn Daniel in die Umkleide kam, traf er dort auf junge Männer, einige schwiegen, andere laberten Scheiße. Nicht einer kannte ihn. Aber sie sahen die gebogene Narbe unter seinem linken Auge, die vernarbte Braue, die mehrfach gebrochenen Knochen seiner Hände, die wulstigen Fingergelenke. Die Muskulatur eines Mannes, der sein Leben lang im Ring gestanden hatte und sich einen Teil seines Lebensunterhalts verdiente, indem er auf einer Farm schuftete, einen Feuerwehrschlauch schleppte oder Metallteile verschweißte, wie Daniel es nun tat. Er wartete, bis alle weg waren, dann ging er raus, sprang Seil oder übte Schattenboxen.

An den frühen Nachmittagen war häufig nur eine Handvoll Männer im Gym. Einige kannten Daniel von dem Foto im Eingang, aus den Gesprächen in der Umkleide oder den Gerüchten, die in anderen Gyms kursierten. Dass Jasper ihn aus dem Augenwinkel beobachtete, wenn er andere Boxer trainierte, fiel jedem auf. Trotzdem achtete er immer auf die Pratzen in seiner Hand und die Schläge und Tritte, die sein Trainingspartner austeilte. Ließ ein Boxer die Deckung fallen, schlug Jasper ihm mit einer Pratze auf den Kopf oder stieß ihm das Schienbein in den

Oberschenkel, sodass er sich wieder konzentrierte und Daniels Anwesenheit vergaß.

In der ersten Woche sprang Daniel mit dem Seil, übte Schattenboxen oder arbeitete mit dem Sandsack. Er dehnte Sehnen und Bänder und entdeckte Muskeln wieder, die er schon lange vergessen hatte. Er achtete darauf, beim Training tief ins Zwerchfell zu atmen. Stieß die Luft durch den Mundschutz aus, während er seine Schläge platzierte. Schweiß tropfte an ihm runter, bis seine nackten Füße auf der Matte rutschten. Dann tauschte er das klitschnasse T-Shirt gegen ein frisches, wischte die Matte trocken und machte weiter, bis es Zeit wurde, nach Hause zu fahren.

An einem der letzten Tage des Monats kam Daniel ins Gym und sah dort nur einen jungen Halbschwergewichtler und einen Co-Trainer. Jasper war nicht da. Daniel zog sich um, verstaute seine Sachen und ging in die Halle. Jasper war inzwischen aus dem Raum im hinteren Bereich des Gyms gekommen, wo er hin und wieder ein Nickerchen hielt, und saß gähnend am Ringrand. Als er Daniel sah, winkte er ihn zu sich.

»Lust, mal in voller Montur zu trainieren?«, fragte er.

»Klar.«

Jasper fing an, seine Arme zu dehnen, er zog einen Ellbogen hinter den Kopf und beugte den Rumpf leicht zur Seite. Die Eltern seiner Mutter kamen aus Thailand und von den Philippinen, sein Vater stammte von Kanadiern mit holländischen Wurzeln ab. Jasper hatte den Großteil seines Lebens in Ontario verbracht und war nur einmal für längere Zeit zum Trainieren und Kämpfen in Thailand gewesen.

»Hol dir hinten Schienbeinschoner, wenn du keine dabei hast«, sagte der Coach. »Wärm dich kurz auf und gib mir eine Minute, bevor du anfängst, auf mich einzuprügeln.«

Daniel wärmte sich auf und befestigte die Schienbeinschützer.

Jasper wartete bereits im Ring. Daniel nahm die wenigen Stufen an der Ringecke. Blieb kurz stehen, dann zog er den Kopf ein und kletterte unter den Seilen hindurch. Jasper hatte sich ebenfalls Schienbeinschützer um die kurzen, stämmigen Beine gelegt und trug ein altes T-Shirt, das über dem Bauch leicht spannte. Mehr Fleisch, als Daniel jemals an seinem alten Trainer gesehen hatte. Doch darunter waren die Knochen noch eisenhart. Daniel spürte die Zeltplane unter den Fußsohlen, die dünne Matte, die Holzbretter. Er schaute auf die ausgebleichten Stellen, wo man Flecke weggeschrubbt hatte.

»Das ist aber keine Plane aus dem alten Ring, oder?«, fragte Daniel.

»Ist ziemlich neu«, sagte Jasper.

»Ja?«

»Klebt kein Blut von dir dran. Falls du das meinst.«

»Hab gehofft und gebetet, dass du die alten verbrannt hast.«

Jasper zuckte mit den Schultern.

»Alles neu«, sagte er. Dann winkte er Daniel heran.

Mit erhobener Deckung ging Daniel auf ihn zu, den Daumen des rechten Handschuhs neben der rechten Augenbraue, die andere Hand vor dem Gesicht, um jederzeit einen Schlag abzufeuern oder abzuwehren. Er tänzelte vor und zurück, verlagerte das Gewicht von einem Bein aufs andere. Der Trainer ließ ihn Kampfhaltung einnehmen, dann sagte er die Schläge an. Jab, rechter Cross, Doppel-Jab, rechte Gerade. Er wies Daniel an, den Kopf mehr zu bewegen, und wenn Daniel nach einem Schlag die Fäuste senkte, holte er mit den Handpratzen aus, und Daniel musste die Deckung hochziehen, bevor ein Schlagpolster auf seinem Kopf landete. Er fing die Pratzen mit dem Handschuh, der Schulter, dem Ellbogen ab. Der Trainer ermahnte ihn, den Atem nicht anzuhalten, und forderte ihn auf, nach den Geraden einen Haken zu schlagen. Rechte Haken, kurze Haken, lange linke Haken direkt im Anschluss an einen Jab, und Daniel drehte den linken Fuß auf dem Ballen und hämmerte die Fingerknöchel in die Pratzen.

Am Anfang schlug Daniel unkonzentriert und verlor fast das Gleichgewicht. Er nahm wieder Kampfhaltung ein und feuerte drauflos, bis er beweglicher wurde und keinen Gedanken mehr an seine Füße verschwendete. Er federte in den Knien, rotierte besser mit Hüfte und Oberkörper. Auch mit den Schultern, Armen und Händen lief es bald runder. Der Trainer bellte, er solle härter zuschlagen, und Daniel drosch so fest in die Pratzen, dass seine Unterarme zitterten. Salven echoten durch die Betonhalle. Als der Trainer »Zeit« rief, legte Daniel die Hände über den Kopf und ging im Ring auf und ab. Die beiden Männer, die vor dem Ring trainierten, machten ebenfalls eine Pause.

In der kurzen Minute sog Daniel Luft über die Zähne ein. Dann winkte der Trainer ihn wieder zu sich.

Jasper wies ihn an, Zweierkombinationen zu schlagen und dabei mit dem rechten Bein Kicks auszuführen, und ließ es geschehen, dass Daniel ihm das Schienbein in den Oberschenkel stieß. Am Anfang stand Daniel entweder zu nah oder zu weit weg. Tänzelte zu weit zurück, bevor er einen Punch abfeuerte, oder legte nicht genug Kraft in den Schlag, um einen Treffer zu landen. Seine Hüften erzeugten noch nicht genug Schwung. Der Trainer korrigierte Daniels Haltung und sagte, er solle das Fußgelenk beim Treten drehen, und endlich gelang es Daniel, einen Fuß im Oberschenkel des Trainers zu versenken. Jasper nickte.

»Besser.«

Allmählich bekam Daniel wieder ein Gefühl dafür, wie er die Kicks platzieren musste, und trat fester zu. Jasper senkte einen Arm und schützte ein Bein mit der Pratze. Er forderte Daniel auf, eine andere Haltung einzunehmen, Trippelschritte zu machen, eine Zweierkombination zu schlagen und mit dem linken Bein einen Low-Kick auszuführen. Der Positionswechsel bereitete Daniel keine große Mühe, aber seine Hüfte war immer noch etwas steif, und er hatte noch nicht zu seiner alten Kraft zurückgefunden. Er befolgte die Anweisungen, versuchte, an die Beinarbeit zu denken und leichtfüßig zu bleiben. Er tänzelte, schlug und trat, bis er kaum noch konnte und ihm das schweißnasse T-Shirt am Körper klebte. Seine Arme wurden mit jeder Sekunde schwerer, aber er hielt die Hände oben, damit ihm Jasper nicht die Handpratze gegen das kaputte Ohr donnerte. Der Trainer rief erneut zur Pause, und Daniel ging auf und ab, die Arme erhoben, den Blick auf die Stahlträger an der Decke gerichtet. Dann rief ihn der Trainer wieder zu sich.

»Links-rechts. Rechter Fußfeger«, sagte Jasper. »Los.«

Daniel drosch die Fäuste in die Pratzen und holte mit dem Fuß aus, aber Jasper parierte, zog das linke Knie hoch und fing Daniels Schienbein mit dem eigenen ab. Feuer schoss durch das Fleisch in Daniels Bein und traf auf den Knochen. Die Hitze breitete sich durch die Wade bis in den Fuß aus. Ein solches Brennen hatte er seit Jahren nicht mehr gespürt. Aber es hielt nur wenige Sekunden an. Daniel nahm wieder Kampfhaltung ein, führte einen Kick nach dem anderen aus, und das unangenehme Gefühl ließ langsam nach. Der Trainer nahm ihn noch ein paar Minuten ran. Forderte ihn auf, sich bei den Kicks mit den Beinen abzuwechseln, und parierte jeden einzelnen Tritt. Daniel konzentrierte sich auf die Technik, seine Hüfte wurde beweglicher, bei jedem Treffer schmerzte sein Schienbein, aber er ließ sich nichts anmerken. Jasper beendete das Training. Er hielt die Pratzen hoch, Daniel berührte sie mit einem Handschuh, dann machte er ein paar Schritte nach hinten und schüttelte die Beine aus.

»Wie hat sich's angefühlt?«, fragte der Trainer.

Daniel rieb sich das rechte Schienbein. Griff nach dem Fuß, zog ihn bis zum Hintern, dehnte die Muskeln.

»Okay«, sagte er.

Er ließ den Fuß los und zeigte mit dem Handschuh auf Jasper.

»Mit diesen Beinen da stimmt was nicht«, sagte er. »Hatte ich fast vergessen.«

Jasper grinste.

»Diese Beine«, erwiderte er, »hab ich schon mein ganzes Leben.«

»Mit so was Miesem wird man nicht geboren«, sagte Daniel.

Jasper löste die Klettverschlüsse der Pratzen und ließ die Polster auf den Boden fallen. Massierte sich die Krämpfe aus den Händen. Grinste Daniel an, sagte aber nichts. Daniel streifte die Handschuhe ab und ging in die Ringecke, wo seine Wasserflasche stand. Jasper zwängte sich unter den Seilen durch und kam zur Ecke.

»Morgen wieder hier?«, fragte er.

Daniel sagte ja. Jasper langte hoch und drückte ein Ringseil nach unten. Daniel nahm seine Handschuhe, schlüpfte zwischen den Seilen hindurch und sprang auf den Boden. Seine Fußsohlen waren wund und schrien ihm ihren Schmerz entgegen, während er zur Umkleide marschierte.

Als er gegen sechs Uhr abends in Arbeitsklamotten nach Hause kam und aus dem Pick-up stieg, waren seine Beine total im Eimer. Einen Moment lang blieb er stehen und stampfte mit den Füßen auf, als würde das etwas nützen. Dann drehte er sich um, langte nach der Lunchbox auf dem Beifahrersitz und wollte den Matchsack ebenfalls nehmen, ließ es aber bleiben. Er warf die Tür zu und schlich die Einfahrt hoch. Als er die Vordertreppe erreichte, hatte er seine Beine wieder einigermaßen unter Kontrolle.

Im Schlafzimmer zog er die Arbeitskleidung aus und hielt kurz inne, bevor er den Gürtel öffnete. Meinte, ein Auto zu hören. Hielt den Atem an. Nichts. Sarahs Frühschicht hatte bis drei Uhr nachmittags gedauert, danach hatte sie das Mädchen abgeholt und war mit ihm in der Stadt einkaufen gegangen. Daniel versuchte sich vorzustellen, wo sie sich auf der Straße gerade befanden, gab es auf, zog die Hose runter und starrte auf seine rot angelaufenen Beine. Er würde blaue Flecke bekommen, hatte sich aber keine ernsthafte Verletzung zugezogen. Trotzdem tat ihm jeder Knochen weh, und seine Muskeln waren komplett übersäuert. Er setzte sich auf die Bettkante und untersuchte die Fußsohlen. Stellte die Füße auf den Boden und betrachtete sich im Spiegel. Versuchte sich daran zu erinnern, wie er beim Fighten aussah. Er stand auf, verzog das Gesicht und schleppte sich ins Badezimmer, wo er die Dusche so heiß stellte, dass es gerade noch auszuhalten war.

Zwei Abende später saßen Sarah und Daniel auf dem Sofa. Madelyn schlief in ihrem Zimmer, während Walgesänge aus der kleinen Anlage neben ihrem Bett ertönten. Das Geräusch wanderte geisterhaft durch den Flur.

»Den traurigen Scheiß werden wir uns bis zum Gehtnichtmehr anhören«, sagte Sarah. »Ist dir klar, oder?«

»Ich hab ihr im Supermarkt doch nur fünf Dollar gegeben.«

Sarah sank in die Kissen. Sie schauten die Nachrichten im Fernsehen. In der Welt passierte nichts Gutes.

»Bier?«, fragte er. »Oder ist es Zeit fürs Bett?«

Sie drehte das Gesicht langsam in seine Richtung, als hätte sie ihn nicht gehört. Kniff ein Auge zu und machte es wieder auf.

»Eins geht noch«, sagte sie.

Daniel stand auf und ging barfuß über die kalten, verzogenen

Holzbohlen in die Küche. Stellte zwei leere Flaschen in die Kiste neben der Hoftür und blieb gebückt stehen. Wind peitschte auf das Holz und pfiff durch die Ritzen zwischen Tür und Rahmen. Dahinter das Jaulen eines Tiers. Noch ein Schrei, dann verstummte das Geheul, und Daniel hörte es nicht wieder. Er richtete sich auf und öffnete die Tür. Nichts, außer Kälte und den schwach beleuchteten Treppenstufen, dahinter Dunkelheit, vor der sich die Umrisse des zitternden Präriegrases abzeichneten. Ein Kiefernzweig wehte vorbei, die Nadeln sichelförmig wie das Segel eines Schiffs.

Daniel nahm zwei Bierflaschen aus dem Kühlschrank und ging wieder ins Wohnzimmer. Ließ sich aufs Sofa fallen, stellte die beiden Flaschen auf den Tisch und beugte sich vor, um sie zu öffnen. Im selben Moment langte Sarah nach unten und zog sein Hosenbein hoch. Daniel saß nur da, die Bierflasche in den Händen. Sarah schaute sich das Bein lange an, dann zog sie den Stoff nach unten und besah sich das andere Bein. Sie ließ das zweite Hosenbein wieder los, setzte sich zurück und fasste ihre Haare im Nacken zusammen.

»Wann wolltest du mir erzählen, dass du nur noch halbtags arbeitest?«, fragte sie.

Daniel trank seine Flasche fast aus.

»Weiß nicht. Bald.«

Sie sah ihn nur an.

»Wusste nicht, wie lange es dauern wird«, sagte er.

»Wie lange dauert es denn schon?«

Er überlegte.

»So zwei Wochen.«

Sie nickte.

»Hatte ich mir schon gedacht«, sagte sie.

»Wieso?«

»Weil ich diejenige bin, die Brot und Bier kauft. Ich weiß genau, wie viele Pennys wir ausgeben können.«

Daniel legte einen Arm um Sarah, und sie ließ es geschehen.

»Hab mir auch gedacht, dass es einige Zeit braucht, um deine Beine so zu Klump zu schlagen«, sagte sie. »Zeit, die du sonst nicht hättest.«

»Erinnerst du dich an Jasper?«, fragte er.

»Klar.«

»Er hat nicht weit von hier ein Gym aufgemacht.«

»Ja?«

»Ich geh nachmittags hin. Nur so zum Gucken.«

Sarah kratzte sich an der Wange, dann legte sie die Hand auf sein Knie.

»Und was ist dabei rausgekommen?«, fragte sie.

Er trank den letzten Schluck Bier. Der Fernseher flackerte, Daniel schob Sarah sanft zur Seite, stand auf und schaltete ihn aus. Er kam zurück, setzte sich auf die Sofakante und stützte die Ellbogen auf die Knie. Zusammen saßen sie da und lauschten dem unterseeischen Wehklagen aus dem Zimmer ihrer Tochter. Dem Windhauch, der in der dunklen Kälte ihrer kleinen Küche wimmerte.

Vierzehn

Sie hatten den Wagen eine gute Meile abseits der Landstraße geparkt. Hübsche Lichtung, Wildblumen hier und da. Wallace saß auf der Motorhaube, Claytons Geschäftsbuch daneben. Am Rand der Lichtung stand der Galgenbaum mit den langen, schweren Ästen, die sich in alle Richtungen bogen. Claytons Neffe hatte einen Mann, der nur eine Unterhose trug, an einem Ast aufgeknüpft. Um seinen Hals ein Draht, mit einem Lasso verbunden und so straff, dass er in die Haut schnitt. Die Hände des Mannes waren gefesselt, die Fußballen balancierten auf einer Getränkekiste. Tarbell hatte ihm eine Augenbraue und ein Ohr blutig geschlagen, dann hatte Clayton gesagt, er solle aufhören, und Tarbell hatte sich den Oberkörper des Mannes vorgenommen. Trotzdem beschimpfte der Mann sie weiter. Sagte, er hätte keine Schulden.

Clayton ging zum Auto, und Wallace gab ihm das Geschäftsbuch. Er trug es zum Baum und schlug es dort auf, wo das schmale Stoffband eine Seite markierte.

»Da steht dein Name, oder?«

Der Mann sagte nichts.

»Da steht dein Name. Und hier, was du mir schuldest«, sagte Clayton und tippte auf eine Spalte. »Rechts steht, was du gezahlt hast. Die Zahlen sind nicht identisch.«

»Mir bleiben noch 'n paar Tage«, sagte der Mann.

Clayton schüttelte den Kopf. Zeigte auf die Kiste. Tarbell kam, der Mann trat nach ihm und hätte ihn beinahe am Kopf erwischt, aber Tarbell wich aus und kickte die Kiste weg. Der Mann fiel, der Draht zog ihn in die Länge, und er biss sich tief in die Zunge. Wallace kam, schob Tarbell beiseite und fing das Gewicht des

Hängenden auf, die Schultern auf Hüfthöhe des Mannes. Er sagte Tarbell, er solle die Kiste holen. Clayton war zum Auto zurückgegangen und schaute zu.

»Bring das verdammte Ding her«, sagte Wallace zu Claytons Neffen.

Tarbell trug die Kiste langsam zurück. Warf sie auf den Boden, flache Seite nach oben. Wallace sagte, er solle sich verpissen, stellte die Kiste hochkant und ließ den Mann runter. Blut auf seinen Lippen, am Kinn. Wallace langte nach oben und lockerte die Halsschlinge, damit der Mann sprechen konnte.

»Letzte Chance«, sagte Wallace.

Der Mann keuchte und drehte den Kopf, als suche er nach einer Fluchtmöglichkeit. Sein Kampfwille war nicht gebrochen. Er fing wieder an zu schimpfen, unverständlich. Wallace schlug ihm mit der flachen Hand auf die Wange. Das Geräusch hallte über die Lichtung. Etwas huschte in der Nähe der Bäume durchs Gebüsch. Der Schlag hatte den Mann fast zur Seite geworfen, er blinzelte schnell und versuchte, den Kiefer zu bewegen. Die weit aufgerissenen Augen auf Wallace geheftet.

»Ich tu dir einen Gefallen«, sagte Wallace leise.

Der Mann flüsterte ihm etwas zu. Mit der zerbissenen Zunge brauchte er ein paar Anläufe, bis Wallace ihn verstand. Wallace zog den Kopf zurück und schaute dem Mann in die Augen. Dann packte er ihn und hob ihn hoch. Lehnte ihn gegen den Baum, langte nach oben und lockerte die Schlinge, bis er sie über den Kopf des Mannes bekam. Der Mann sackte nach vorn, Wallace nahm ihn über die Schulter, Blut tropfte auf sein Hemd. Die leere Schlinge baumelte in der Luft. Wallace trat gegen die Kiste, sie flog weg und landete im Gebüsch. Er trug den Mann zum Wagen. Clayton war eingestiegen, er stellte den Motor an und ließ die Heckklappe aufschnappen. Der Kofferraum war mit Plastikplane ausgelegt. Wallace legte den Mann hinein und vergewisserte sich, dass er noch nicht tot war oder im Sterben lag. Dann sperrte er ihn ein.

Als er zur vorderen Autotür kam, saß Tarbell auf dem Beifahrersitz. Wallace blieb stehen und spuckte auf den lehmigen Boden. Er öffnete die Tür zur Rückbank und stieg hinter dem Blonden ein. Bohrte die angewinkelten Knie in die Lehne.

»Schieb den verdammten Sitz vor«, sagte er. »Sofort.«

Es dauerte einen Moment, bis Tarbell den Hebel fand.

»Den Rest hat er in seiner Bude in der Pampa«, sagte Wallace.

Clayton legte den Rückwärtsgang ein und wendete scharf. Er bretterte über den holprigen Weg, und sie hörten, wie der Mann im Kofferraum schrie und gegen die Verkleidung knallte.

Fünfzehn

In den folgenden Wochen ging Daniel jeden Nachmittag ins Gym und fand dabei allmählich zu seiner alten Beweglichkeit zurück. Die fast lähmende körperliche Erschöpfung der Anfangszeit legte sich, er spürte nur noch einen gleichbleibenden Schmerz, das untrügliche Zeichen, dass sich die verausgabten Muskeln wieder aufbauten. Er bemerkte ein Stechen in den Händen, sobald das Wetter umschlug und die feuchte Luft die Felder mit Nebel überzog und Schwaden in die Lücken in den Wäldern hängte. Die Haut über seinen Knöcheln war trocken und rissig. Die Schienbeine waren mit Blutergüssen übersät. Er sparrte mit Jaspers Assistenten und einigen Nachwuchskämpfern. Es gab zwar ein, zwei Sachen, die er nicht mehr hinbekam, aber er zeigte den jüngeren Männern gern, wie sie es machen mussten. Fuhr er zur Baustelle, waren seine Wangen dunkelblau, die Augen leicht zugeschwollen, die Stirn zerkratzt und rot. Daniel leistete Schwerstarbeit, und wenn er die Baustelle mittags verließ, standen Männer mit Schutzhelmen auf dem Parkplatz, rauchten, redeten und schauten seinem Pick-up hinterher, die Gesichter abgezehrt und hager.

Mit einem von Jaspers Assistenten, Jung Woo, trainierte Daniel oft. In Südkorea hatte Jung Woo als Box-Wunderkind gegolten, aber seine Trainer hatten ihn zu früh in ein Turnier geschickt, und im Halbfinale hatte ihm der Gegner die Nase platt gehauen, und der Chirurg, der sie richten sollte, hatte einen Kollegen nach dem anderen in den OP-Saal geholt, aber jeder hatte nur den Kopf geschüttelt. Man hatte Jung Woo zwar gesagt, er würde lange Zeit nicht mehr boxen können, aber er war immer noch ein Kämpfer und musste mit seiner Energie irgendwo hin. In seiner Heimatstadt entdeckte er Jiu-Jitsu, er ging nach Japan und lernte Grappling und Ringen. Als seine Nase verheilt war, stieg er auf Muay Thai um und bestritt Kämpfe in Thailand, Australien und auf den Philippinen. In Myanmar erlebte er Fights, über die er nicht gerne sprach. An einer Universität in Kyoto kämpfte er und studierte Chemie. Dort lernte er eine Frau kennen, die er nach seinem Abschluss heiratete. Er bestritt noch drei Kämpfe, bevor seine Nase erneut zertrümmert wurde und er den aktiven Sport aufgeben musste. Er bekam ein Stipendium für ein Aufbaustudium an der University of British Columbia und zog mit seiner jungen Frau nach Kanada. In Vancouver entdeckte Jung Woo ein Gym, das von Jaspers Cousin betrieben wurde, und dort trainierte er neben dem Studium. Er verbrachte mehr und mehr Zeit im Gym und bestritt noch einen Kampf, bei dem er seinem Gegner den Arm mit einem Kimura-Lock aus dem Gelenk riss. Zu Hause hielt er sich nicht häufig auf, und nach einem Jahr verließ ihn seine Frau und zog mit einem anderen Mann nach Seattle. Jung Woo schmiss sein Studium hin und nahm einen Job im Gym an, dort entdeckte Jasper ihn, pleite, aber stets lächelnd, wenn er andere Männer auf dem Boden fertigmachte. Wenn er den Gegner mit schnellen Körperschlägen in die Seile trieb und ihm hinterher in schüchternem Englisch erklärte, wie er es gemacht hatte, während der andere keuchend auf der Matte kniete und nickend zu ihm hochblickte.

Daniel war etwa zehn Zentimeter größer als Jung Woo und wog fast fünfzehn Kilo mehr. Aber Jung Woos Kopf ging direkt in die Schultern über, und er hatte kräftige Beine und starke Hüften. Die beiden Männer kämpften mit vollem Einsatz und landeten harte Treffer, aber sie führten die Schläge sauber aus und konnten sie mit Händen, Schultern und Ellbogen abmildern oder parieren. Außerdem waren sie erfahrene Ex-Fighter und wussten, dass einige der Männer im Gym nur halb so alt waren und sie mit gutem Beispiel vorangehen mussten. Sie arbeiteten mit schnellen, effektiven Schlägen, aber sie machten den anderen weder fertig noch spielten sie sich auf oder ließen das Sparring zu einem brutalen Trainingskampf ausarten, wie es ein aktiver Athlet in Vorbereitung seines nächsten Wettkampfs getan hätte. In den Pausen redeten sie miteinander oder gaben sich gegenseitig Tipps, und wenn Jasper das Sparring beendete und sie aus dem Ring stiegen, hielt einer für den anderen die Seile auseinander.

Jung Woo trainierte Jiu-Jitsu mit jüngeren Fightern, und in den ruhigen Nachmittagsstunden kämpfte er ab und zu mit Daniel am Boden. Am Anfang war Daniel hoffnungslos unterlegen und versuchte lediglich, sich aus Hebeln und Chokes zu befreien oder den Körper besser zu positionieren. Jung Woo hielt ihn umklammert, wechselte mit Leichtigkeit die Positionen, war immer in Bewegung und nahm kaum wahrnehmbare Korrekturen vor. Konnte Daniel eine Submission abwehren, versuchte Jung Woo längst die nächste, und am Ende musste Daniel abklopfen und saß im klatschnassen T-Shirt auf dem Boden und rang nach Luft. Jung Woo hockte ihm gegenüber, gab Tipps und atmete ruhig, der Schweiß an seinem Rashguard stammte häufig nur von Daniel. Am Boden kämpfte Daniel ganz passabel, aber sein Jiu-Jitsu war vor allem defensiv, er versuchte, Submissions abzuwehren und eine dominante Position einzunehmen, aus der er den Gegner mit Fäusten und Ellbogen bearbeiten oder wieder in den Stand kommen und boxen konnte. Mit Submissions oder K.-o.-Schlägen konnte Jung Woo zwar jeden Kampf gewinnen, aber er verfügte nicht über Daniels Kraft und war ein Bluter. Seine Haut platzte schnell auf, und seine kaputte Nase war bei seinem letzten Fight gebrochen worden, weshalb er Probleme mit dem Atmen und Sehen hatte.

In den Wochen im Gym bekam Daniel sein Timing allmählich in den Griff, und er bewegte sich im Ring bald wieder ruhig und flüssig. Er steckte selbst harte Schläge ohne zu taumeln weg, und seine schweren Fäuste waren beim Sparring auch dann gefürchtet, wenn er sie nicht mit voller Kraft abschoss. Zwischen den Runden bat Jung Woo den Trainer, ihnen beim Sparren zuzuschauen, als würde Jasper sie nicht ohnehin immer im Blick behalten. Nach den Sparringsrunden tauschte sich Jung Woo mit Jasper aus, während Daniel auf dem Hallenboden Dehnübungen machte.

An einem grauen Nachmittag im Spätwinter wärmten die beiden Männer sich auf und legten Bandagen fürs Sparring an. Jung Woo hatte auf Daniel gewartet, und als dieser aus der Umkleide in die Halle kam, tanzte Jung Woo bereits schattenboxend über die Matte.

»Was ist?«, fragte Daniel. »Im Lotto gewonnen oder so was?«

Jung Woo lächelte. Und boxte weiter gegen die Luft. Irgendwann schüttelte er die Arme aus.

»Heute richtig sparren«, sagte er. »Hart sparren.«

Daniel dehnte seine Arme.

»Ja?«, sagte er.

»Okay?«

Daniel schaute Jung Woo lange an, nickte dann.

»Klar«, sagte er.

»Nur Hände.«

»Okay.«

In der dritten Runde rang Daniel nach Atem. Er hielt die Hände oben, aber seine Arme waren schwer, und die Schläge hatten ihre Wucht verloren. Auf der Zeltplane Blutstropfen aus Jung Woos Nase. Der Koreaner hatte sich Zellstoff in die Nasenlöcher gesteckt, der sich längst dunkelrot gefärbt hatte. Auch der Kopfschutz nützte nichts. Jung Woo bewegte sich geschmeidig, er tänzelte leichtfüßig und setzte Daniel mit Geraden und Kombinationen zu, während er sich selbst schnell wieder außer Reichweite brachte. Daniel behielt die Deckung oben. Jung Woo bearbeitete seinen Körper. Daniel kassierte kurze Haken in den Bauch, in die Rippen und steckte sie gut weg, wusste aber auch, dass sie ihn Energie kosteten und langsamer werden ließen. Als Jung Woo tiefer schlug, nutzte Daniel die Gelegenheit und probierte es mit Abwärtshaken, aber seine Schläge waren zu langsam oder wurden abgeblockt, und dann war Jung Woo auch schon wieder weg. In der letzten Hälfte der Runde blickte Daniel kurz zur Uhr neben dem Ring, Jung Woo bestrafte ihn mit einem Jab, und Daniel schaute nicht noch einmal hin. Er hörte seinen Herzschlag in den Ohren, sonst nicht viel mehr. Er atmete, atmete, wich zurück, tänzelte auf den Fußballen und versuchte, seine Beine besser unter Kontrolle zu bringen. Er ging auf Jung Woo los und kassierte dafür einen rechten Haken gegen seine Wange, aber dann trieb er Jung Woo in die Seile und hörte den Warnton der Stoppuhr. Noch eine Minute.

In dieser letzten Minute brach die Hölle los. Daniel bombardierte Jung Woo mit harten Schlägen. Jung Woo stieß sich von den Seilen ab, und Daniel wurde von einem linken Haken getroffen, während er auf Jung Woos Körper eindrosch. Jung Woo stöhnte auf, machte einen Rückwärtsschritt und fuhr die rechte Faust aus, die Daniel zwar an der Stirn traf, aber keine richtige Kraft dahinter hatte. In den verbleibenden Sekunden trieb Daniel Jung Woo durch den Ring und feuerte Schläge auf ihn ab. Der Koreaner war schneller und traf immer wieder, trotzdem gab Daniel die Verfolgung nicht auf. Schließlich drückte Jung Woo die Füße in die Matte und griff an. Die beiden Männer beharkten sich in Nahdistanz. Blut und Schweiß spritzten auf ihre Füße, den Boden. Daniel landete die härteren Treffer, aber Jung Woo traf häufiger, seine Fäuste waren schneller, und Daniel musste in Deckung gehen. Jung Woo drängte nach vorne, aber Daniel wich nicht zurück, sondern traktierte ihn mit Seithaken und einem schrägen Aufwärtshaken. Der Oberkörper des Koreaners bog sich, und der nicht rechtzeitig zur Deckung hochgerissene Handschuh schoss ins Leere. Beide Männer kassierten noch eine Rechte, dann verkündete die Stoppuhr das Ende der Runde.

Daniel stand aufrecht da, während Jung Woo sich in die Seile fallen ließ. Der Koreaner schaukelte hin und her und grinste unter seinem Mundschutz. Blinzelte, während Blut aus den Pfropfen in seiner platten Nase rann.

Jung Woo spuckte den Mundschutz in einen Handschuh. Daniel hob die Arme über den Kopf und hielt sich ein Handgelenk. Mit aufgerissenem Mund sog er Luft über den schwarzen Mundschutz. Er senkte die Arme, löste den Klettverschluss unter dem Kinn, riss den Kopfschutz runter und ließ ihn auf die Matte fallen. Seine schweißtriefenden Haare standen in alle Richtungen ab. Jung Woo hatte die Handschuhe abgestreift und unter einen Arm geklemmt und ging zu Daniel, während er seinen Kopfschutz abnahm. Auf der linken Seite seines Shirts Flecken von Blut. Nach Atem ringend, schlugen die beiden Männer die bandagierten Fäuste gegeneinander.

Daniel stand lange im heißen Strahl der Dusche. Da er wusste, dass warmes Wasser nicht viel nützen würde, drehte er den Hebel auf kalt. Sein Kopf fühlte sich drei Nummern zu groß an. Im Gesicht, am Nacken, an den Armen glühte die Haut. Er wusste, welche Schmerzen sich über Nacht einstellen würden, und drehte das kalte Wasser voll auf.

Als Daniel aus der Umkleide kam, saßen Jung Woo und Jasper mit baumelnden Beinen auf einer Kante des Rings. Jung Woo war wohl noch eine Runde Seil gesprungen, denn das Springseil lag auf dem Boden, die Bandagen daneben. Er sagte etwas zu Jasper und führte verschiedene Schläge und Kombinationen in der Luft aus. Jasper hörte zu. Den Matchsack über der Schulter, nasse Flecken auf dem sauberen T-Shirt, ging Daniel zu ihnen. Jung Woo stand auf, schüttelte Daniel die Hand und setzte sich wieder.

»Dieser Mann«, sagte Jung Woo. »Echter Kämpfer. Guter Körper. Schläge wie Atombomben. Wird auf Boden immer besser.«

»Echter Kämpfer?«, fragte Jasper.

»Echter Kämpfer«, sagte Jung Woo. »Immer noch.«

Daniel fuhr langsam nach Hause, und als er ankam, wartete Sarah schon auf ihn. Sie saß im Dämmerlicht auf der Treppe und blies Rauch aus. Der Wind trug ihn mit sich fort. Daniel sah sie, noch bevor sie ihn entdeckte, und als sie es tat, ließ sie den Joint fallen und versuchte, ihn mit dem Schuh im schmutzigen Schnee zu verscharren. Daniel bog in die Einfahrt. Die Hinterreifen des Pick-ups drehten leicht durch, als er vors Haus fuhr. Sarah stand nicht auf. Saß nur da und strich ihr Haar zurück, als der Wind es ihr übers Gesicht wehte.

Den Matchsack in einer Hand stieg Daniel aus. Er warf die Tür zu.

»Du bist ganz rot im Gesicht. Als hätte dich jemand in eine Steckdose gesteckt«, sagte sie.

»Halb so wild.«

Sarah stand auf und ging zu ihm. Nahm sein Gesicht in die Hände, befühlte seine Stirn, die Wangen, die Unterseite seines Kinns.

»Weiß ja nicht«, sagte sie, »aber so, wie's aussieht, könnte was davon zurückbleiben.«

Daniel zog ihre Hände weg.

»Am Nachmittag hat jemand für dich angerufen«, sagte sie. »Hab die Nachricht auf dem AB gehört.«

»Was gibt's denn?«

Sie schob die Hände in die Jackentaschen.

»Sie wollen, dass du wieder Vollzeit arbeitest. Haben wohl einen dicken Auftrag an Land gezogen, mit dem sie nicht gerechnet hatten.«

»Ohne Scheiß?«

»Hör's dir an. Klingt aber so, als hätten sie dich doch nicht verarscht.«

Daniel nickte.

»Siehst du«, sagte er. »Wusste doch, dass es was wird.«

Sarah umarmte ihn. Er ließ den Matchsack fallen, damit er beide Arme um sie legen konnte. Als sie sich voneinander lösten, sagte er, er würde gleich nachkommen. Sie strich über seine Hand, nahm ihm den Matchsack ab und trug ihn ins Haus. Daniel drehte den Griff des Garagentors und zog. Musste es mit Gewalt hochschieben. Er ging in die Garage, kam mit einem Sack Streusalz wieder raus und fing an, es auf der Einfahrt zu verteilen. An der Einmündung blieb er solange stehen, bis ihm kalt wurde. Die unbefestigte Straße führte an ihrem Haus vorbei und weiter zu einem See und Sumpfgebiet. Am Ende der Landstraße hatte der städtische Schneepflug einen Berg aus Schnee aufgetürmt, drei Meter hoch, durchsetzt mit Schotter und Splitt.

Nachts lagen sie zusammen in ihrem Bett und Sarah hielt seine Hand. Fuhr mit den Fingerkuppen über Knöchel und dicke Knochensporne.

»Jetzt wirst du nachmittags wohl nicht mehr ins Gym können«, sagte sie.

Daniel lag auf seiner Seite des Betts, näher am Fenster. Das Licht des Vollmonds drang durch den Spalt zwischen den Vorhängen und fiel auf ihn.

»Schätz ich auch«, sagte er.

»So weit ist es ja nicht weg. Bin mir sicher, ab und zu schaffst du es.«

»Dachte, du wärst froh, wenn ich nicht mehr ins Gym gehe.«

Sarah befühlte seine Hände noch etwas länger, dann drehte sie sich um und sah ihn an.

»Ich will nur nicht, dass du dich verletzt«, sagte sie.

Daniel zuckte mit den Schultern.

»Man merkt den Unterschied. Nur weil du wieder trainierst. Du wirkst viel ruhiger.«

»Findest du?«

»Du weißt, was ich meine.«

»Ja.«

Sarah legte eine Hand auf seine Wange.

»Hattest du beim Sparring Probleme mit den Augen?«, fragte sie leise.

»Nein.«

»Hast du das Gefühl, du könntest noch mal verletzt werden?«

»Nein.«

Eine Weile schwiegen sie. Dann legte Daniel sich das Kopfkissen zurecht. Er ließ eine Hand unter dem Kissen und starrte zur Decke.

»Vielleicht geh ich abends mal hin«, sagte er. »Wenn ich's schaffe.«

Sarah sagte nichts. Sie schlief. Eine Hand lag neben seinem Gesicht, die andere steckte zwischen ihrem Kopf und dem Kissen. Die Knie hatte sie angewinkelt, als wollte sie laufen.

Daniel nahm ihr Handgelenk hoch und ließ es wieder los. Die Hand fiel dorthin zurück, wo Sarah sie abgelegt hatte. Sarah wachte kurz auf und schlief wieder ein. Er ließ sie in Ruhe.

Sechzehn

Der Van fuhr an den Bordsteinrand und blieb mit leise klapperndem Auspuff stehen. Auf dem Fahrersitz Wallace King, im fensterlosen Kasten zwei weitere Männer. Schwarze Klamotten und Sturmhauben. Handschuhe. Nur die Augen waren in den Mützenlöchern zu sehen. In den Verkleidungen steckten Mike Moreau und Troy Armstrong, erneut angeheuert, diesmal jedoch ohne ihre Schrotflinten. Auf dem Beifahrersitz saß niemand. Wallace stieg aus. Eschen und Ulmen säumten die Einbahnstraße, einige nackte Zweige reichten fast bis an das Autodach heran. Die Bäume standen vor hundertfünfzig Jahre alten Sandsteinhäusern, die den Reichen gehörten oder in Läden für Reiche umgewandelt worden waren. Wallace schüttelte den Kopf. Zog die Nase geräuschvoll hoch und spuckte auf die Straße. Darüber sternenloser Himmel. Ein, zwei Scheinwerfer, die aus dem nahen Zentrum nach oben geworfen wurden. Die Straßenlampen waren von den Bäumen verdeckt, ihr Licht flackerte nur hin und wieder zwischen den Zweigen auf.

Ein zweiter Van parkte einige Meter weiter. Kein Standlicht, keine Auspuffwolke. Wallace stieg wieder in den Van, und fast im selben Moment erschien ein weißes Gesicht hinter dem Beifahrerfenster. Die beiden Männer im hinteren Teil des Wagens erschraken, Moreau sprang auf, stieß sich den Kopf und setzte sich wieder hin. Wallace schaute zum schreckhaften Totschläger und holte tief Luft. Moreau rieb sich noch den Hinterkopf, als Tarbell die Tür öffnete.

»Die haben ja Nerven aus Stahl«, sagte er.

Wallace erwiderte nichts. Der Blonde setzte sich auf den Beifahrersitz, wartete.

»Bei den letzten Blocks hab ich schon zwei Streifenwagen gesehen«, sagte Wallace. »Gab's in deiner Richtung auch welche?«

»Einen.«

»Bringen wir es lieber schnell hinter uns. Du weißt, was du tun sollst?«

»Nein«, sagte Tarbell.

Wallace zog eine Augenbraue hoch.

»Bitte?«

»Ich weiß, was ich tun soll«, sagte Tarbell. »Hab nur keine Ahnung, warum ich bei diesem Kleinscheiß mitmachen soll.«

Wallace schaute wieder zur Straße.

»Na und?«, sagte er. »Aus dem Scheiß, von dem du keine Ahnung hast, könnte ich einen verdammten Berg aufschütten.«

Tarbell starrte Wallace King lange an.

»Steig aus«, sagte Wallace.

Der Bleichäugige öffnete die Tür, stieg aus und warf sie zu. Ging zum anderen Wagen. Setzte sich eine Sturmhaube auf den Kopf. Wallace legte den Gang ein und fuhr vom Bordstein weg. Als er am anderen Van vorbeikam, streckte Tarbell den Zeigefinger in seine Richtung, den Daumen gekrümmt, als wäre er der Abzug einer Waffe. Wallace musste sich extrem zusammenreißen, um die Stoßstange seines Vans nicht in die Fahrertür zu rammen.

Von außen sah man von der Galerie lediglich die dreifach verglasten Scheiben in den Rundbogenfenstern des viktorianischen Gebäudes. In den Fenstern darüber gedämpftes Licht, auch im Erdgeschoss der schwache Schein einer Lampe. In der Nähe des Simses blinkte es rot. Wallace konnte die Kameras nicht sehen, wusste aber, wo sie angebracht waren.

»Schaut verdammt noch mal nicht hoch. Außer, ihr müsst gucken, was ihr in der Hand habt.«

Die Männer nickten.

»Nehmt alles mit, was ich euch gesagt hab. Wenn einer Mist baut, bring ich euch beide um.«

Diesmal nickten sie langsamer.

»Okay«, sagte Wallace. Er streifte die Kapuze über und zog die Kordel fest. Dann stieg er aus dem Van. Blickte die leere Straße runter. In gut hundert Metern Entfernung waren Leute unterwegs. Betrunkene Studenten, Männer und Frauen in schicken Klamotten, Partyvolk. Er achtete nicht weiter auf sie. Ging um den Van herum und zog die Schiebetür auf. Moreau stieg aus, einen Acht-Pfund-Vorschlaghammer in der Hand, Armstrong trug in jeder ein Brecheisen.

Schnell überquerten die beiden den hüfthohen schmiedeeisernen Zaun und liefen über den Rasen. Armstrong wurde langsamer. Moreau machte lange Schritte und hob den Vorschlaghammer wie eine Kriegsaxt über den Kopf. Er sprintete los, blieb stehen und schleuderte ihn weg. Der Vorschlaghammer drehte sich in der Luft, flog durchs Fenster und blieb in der hinteren Wand der Galerie stecken. Scherben fielen auf das Parkett und die Glasvitrinen. Die Alarmanlage heulte los. Die beiden Männer nahmen jeweils eine Brechstange, entfernten die spitzen Glasreste aus dem unteren Fensterrahmen und kletterten darüber.

Wallace verzog sich in den dunklen Van. Er beobachtete die Gehsteige, die parkenden Autos und die umliegenden Häuser. Im Rückspiegel sah er den regen Betrieb auf der Flaniermeile. Das Leben ging weiter. Durch das kaputte Galeriefenster konnte er sehen, wie die Männer Gemälde aus ihren Wandhalterungen hoben. Moreau trat auf die Kante einer im Boden eingelassenen Glasplatte und zertrümmerte die Scheibe. Große Schrauben ragten heraus, an den Gewinden lange Holzsplitter. Wallace richtete den Blick erneut auf die Straße. Als er wieder zur Galerie schaute, kamen ihm die beiden Diebe bereits entgegen. Wallace stieg aus und ging um den Van herum. Die Männer hatten die Werkzeuge in der Galerie gelassen, Armstrong trug zwei Gemälde unter dem Arm, Moreau presste eine dunkle Holzkiste an die Brust. Er legte die Kiste hinten in den Van, stieg ein und nahm die Bilder entgegen. Armstrong war kaum in den Wagen gesprungen, als Wallace die Tür auch schon zuzog.

Die Alarmanlage schrillte weiter, aber in den benachbarten Häusern gingen keine Lichter an. Wallace eilte zur Fahrertür und legte die Hand auf den Griff. Erstarrte. Ein Fremder stand auf der Straße, trat unruhig von einem Fuß auf den anderen. Wallace drehte das Gesicht weg und öffnete die Tür, um sich dahinter zu verstecken. Er wollte dem Mann gerade sagen, er solle sich verpissen, als er einen lauten Knall und ein Zischen hörte. Große Borkenstücke flogen von einer Ulme, keine zwei Meter von dem Fremden entfernt. Der junge Mann schrie auf und fiel zuckend aufs Pflaster. Sein Körper schien nicht mehr richtig zu funktionieren. Er krabbelte im Zickzack über die Straße, und zwei weitere Schüsse ertönten. Wallace ging hinter der Autotür in Deckung. Sah den jungen Mann zum anderen Gehsteig robben, wo er unter einem Zaun durchrollte und auf allen vieren weiterkroch, bis er von einer Lücke zwischen zwei Häusern verschluckt wurde.

Wallace sprang in den Van und stellte den Motor an. Im Losfahren zog er die Tür zu. Bald erreichte er den anderen Wagen. Tarbell stand davor, eine Pistole in der Hand. Wallace ließ das Fenster auf der Beifahrerseite runter. Langte unter den Sitz, zog eine Pistole hervor und richtete sie auf den Blonden.

»Gib mir das Ding«, sagte er.

Tarbell sah Wallace einen Moment lang ausdruckslos an. Dann entfernte er das Magazin aus der Pistole und hielt beides in den Händen. Sein Blick war fest auf Wallace gerichtet. Er trat näher an den Van, schob die Hände durchs Fenster, zog den Schlitten der Waffe zurück und entfernte die Patrone aus dem Lager. Ließ alles auf den Beifahrersitz fallen. Und wartete.

»Hast du sonst noch was, wofür man dich einlochen könnte?«, fragte Wallace.

Tarbell schüttelte den Kopf.

»Wichser.«

Wallace fuhr los und Tarbell konnte gerade noch zur Seite springen. Er stand auf der Straße und schaute den Rücklichtern des Vans hinterher. Drehte den Kopf zum kaputten Galeriefenster. Zwischen dem Gebäude und seinem Auto lagen vielleicht zweihundert Meter. Er setzte sich auf die hintere Stoßstange, schlug ein Bein über das andere und wartete. Bald zerrissen rote Lichter die Dunkelheit, und der erste Streifenwagen erreichte den Tatort. Als der zweite auftauchte, erhob sich Tarbell, ging zur Fahrertür und stieg ein. Drehte den Zündschlüssel und startete den Motor. Er hatte die Handbremse angezogen und drückte die Kupplung durch. Legte den Gang ein, stieg aufs Gas und ließ die Reifen durchdrehen, bis er den Gummiqualm im Seitenspiegel sah. Dann löste er die Handbremse, ließ die Kupplung los und fuhr mit quietschenden Reifen an. Der Van bollerte über Bodenschwellen, während er durch die mit einem Mal alles andere als ruhige Seitenstraße raste.

Die beiden Streifenwagen fingen den Van ab, bevor er die Highway-Auffahrt erreichte, der eine hängte sich an die Stoßstange und schickte Drohungen über den Lautsprecher, der andere bretterte auf der zweiten Spur vorbei, bis er eine Autolänge Vorsprung hatte. Dann kam er quer über der Fahrbahn zum Stehen, sodass der Van zwischen den beiden Fahrzeugen festsaß. Mit gezogenen Pistolen sprangen die Cops raus und brüllten dem Fahrer zu, er solle die Hände auf dem verdammten Lenkrad lassen. Ein stämmiger Cop kam zur Fahrertür, Augen groß und weiß in fast blauschwarzer Haut. Richtete seine Dienstwaffe auf Tarbells Wange. Ein zweiter Cop stellte sich auf die andere Seite des Vans, rothaarig und größer als der schwarze Cop, wenn auch nicht ganz so breit. Der dritte und kleinste Cop näherte sich dem Wagen von hinten.

»Befindet sich sonst noch jemand im Fahrzeug?«, fragte der schwarze Cop.

Tarbell verneinte. Sagte, er dürfe gern einen Blick reinwerfen, wenn ihm danach wäre.

Der Cop starrte ihn an, der Rothaarige trat näher und schaute durchs Beifahrerfenster.

»Ich seh niemand«, rief er.

Der schwarze Cop hielt den Blick auf den Fahrer gerichtet.

»Wenn jemand da rauskommt, erschieß ich Sie«, sagte er. »Wenn Sie die Hände vom Lenkrad nehmen, schieß ich auch.«

Tarbell nickte. Der Cop riss die Tür auf. Tarbell saß ruhig da, Hände auf dem Lenkrad. Blinzelte ein paar Mal.

»Was wollen Sie von mir?«, fragte er.

Der Cop blickte ihn finster an und sagte, er solle die Hände hinter dem Kopf verschränken und aussteigen. Er stieß Tarbell zur Motorhaube und ließ ihn die Handflächen darauflegen. Fesselte ihn mit Handschellen und tastete ihn ab. Die anderen Cops hatten die Türen des Fahrzeugs geöffnet und riefen, es sei leer. Der Rothaarige trat zum schwarzen Cop und informierte die Zentrale über das Funkgerät an seiner Schulter, dass sie einen Wagen angehalten und dem Fahrer eine Acht angelegt hätten. Der dritte Cop durchsuchte den hinteren Teil des Vans.

»Sie bleiben da stehen«, sagte der schwarze Cop. »Ein Schritt und …«

»Sie schießen. Ja. Hab's verstanden.«

Der Cop schnaubte und trat zurück. Steckte die Pistole ins Holster, machte den Verschluss aber nicht zu. Er stieß Tarbell zum Straßenrand und sagte ihm, er solle sich hinsetzen. Dann ging er zum Rothaarigen. Der kleinere Officer hatte sich in den zweiten Streifenwagen gesetzt und tippte auf einem Laptop auf dem Armaturenbrett herum, während er in sein Funkgerät sprach.

»Im Van ist nichts«, sagte der Rothaarige.

Der schwarze Cop schüttelte den Kopf.

»Mit dem stimmt was nicht«, sagte er.

Der Rothaarige beäugte Tarbell. Rieb sich das Kinn. Der dritte Cop stieg aus und ging zu seinen Kollegen.

»Der Van ist sauber«, sagte er. »Nummernschild, alles.«

»Leck mich am Arsch«, sagte der schwarze Cop.

»Ich glaub's auch nicht«, sagte der kleine Cop. »Aber er hat weder was weggeschmissen noch die Nummernschilder ausgetauscht. Wir können nur den Wagen abschleppen und den Mann festhalten, bis wir alles genauer untersucht haben.«

Die drei Cops drehten sich zu Tarbell um. Er saß am Straßenrand, vollkommen regungslos. Der schwarze Cop schaute weg, über die vierspurige Durchfahrtsstraße. Dunkle Ladenfronten, davor sauber gefegte Gehsteige. Autos mit Halogenscheinwerfern, auf dem Weg in die Stadt oder aus ihr heraus.

»Hast du ihn schon mal gesehen?«, fragte der Rothaarige.

Der schwarze Cop schüttelte den Kopf. Trommelte mit den Fingerkuppen auf seiner geholsterten Pistole. Schaute wieder zum Festgenommenen. Tarbell saß kerzengerade, den Blick fest auf den schwarzen Cop gerichtet. Sie starrten sich lange an.

»Irgendwas stimmt mit dem nicht«, sagte der Cop.

Am späten Vormittag döste Clayton auf dem Fahrersitz seines Cadillacs. Sonnenstrahlen drangen durch die Frontscheibe und krochen über die Polster. Die Fenster standen offen. Wallace saß rotäugig auf dem Beifahrersitz. Er trug saubere Sachen, Baseballkappe auf dem kurz geschorenen Kopf. Sie parkten auf einem Schrottplatz, zwischen Bergen aus verbeultem Blech. Von irgendwo das Geräusch von aufgewirbeltem Kies. Wallace rüttelte an Claytons Schulter und dieser öffnete ein Auge.

»Hab was Schönes geträumt«, sagte er.

»Du hast nicht mal geschlafen.«

»Trotzdem.«

Clayton setzte sich auf und blickte in den Rückspiegel. Der Van donnerte auf den Hof, Sand und Steine stoben unter den Reifen auf. Er drehte nach links, fuhr neben den Cadillac und hielt an. Die Fahrertür ging auf und blieb offen, während Tarbell ausstieg und zur Frontseite des Cadillacs kam. Zerknitterte Klamotten von der auf der Gefängnispritsche verbrachten Nacht. Sonst sah er aus wie immer. Ob er geschlafen hatte, ließ sich nicht beurteilen.

Er ging zu Claytons Fenster und blieb stehen. Wallace spuckte auf den Boden und zerquetschte außen an der Tür eine Wespe. Clayton schaute kurz zu Wallace hin, dann zu seinem Neffen.

»Steigst du ein?«, fragte er.

Tarbell legte die Hände auf den Fensterrahmen und beugte sich vor, um Wallace besser zu sehen.

»Hast du meine Kanone?«

Wallace fuhr sich mit einer Hand über die Stirn, massierte sie. Sagte nichts.

»Für ein paar Leinwände und Kleinscheiß ganz schön viel Ärger«, sagte der Blonde.

Clayton nickte.

»Denkst du«, sagte er.

Tarbell zog die Hände weg, öffnete die Tür zur Rückbank und

stieg ein. Clayton drehte den Zündschlüssel und lenkte den Wagen vom Hof. Ließ den Van zurück. Sie fuhren durchs Tor, Wallace winkte jemandem in der Bürobude zu, und der Mann winkte zurück.

Sie nahmen die zweispurige Landstraße in Richtung Norden und rumpelten über den aufgeplatzten Asphalt. Wallaces Lider hingen schwer nach unten. Tarbell schaute zu den Bäumen am Straßenrand. Sobald Wallace in seinem Sitz zusammensackte, fing er an zu reden.

»Was meinst du, wer hat mehr Grund, jemanden zu hassen?«, fragte er. »Ein Indianer oder ein Nigger?«

Clayton blickte einmal kurz in den Rückspiegel. Langte zum Knopf des Autoradios und drehte die Lautstärke hoch.

Siebzehn

Daniel arbeitete jeden Tag bis spät und kam müde nach Hause. Die Nachmittage, die er mit dem Schweißen von Rohren und Trägern verbrachte, setzten ihm anders zu als die Stunden im Gym. Während er den Schneidbrenner Flammen sprühen ließ und Metall mit Metall verband, schaltete sein Kopf nicht ab. Er dachte über Dinge nach, über die er nicht nachdenken wollte, und kehrte in Gedanken doch immer wieder zu ihnen zurück. Die Männer, mit denen er zusammenarbeitete, hielten Abstand, aber er nahm es nicht persönlich. Mittags aß er häufig auf der Ladefläche seines Pick-ups, ab und zu setzte er sich zu den anderen Schweißern und Zimmermännern und redete mit ihnen über das Wetter, das Wochenende und die Arbeit, die auf sie wartete, sobald die Pause um war. Erzählten die anderen von Jobs, die sie mal gemacht, von Orten, wo sie mal gelebt, von Frauen, die sie mal gekannt hatten, lächelte Daniel und nickte, erzählte aber nie von sich selbst. Fragten sie ihn doch einmal nach solchen Sachen, dann nicht besonders hartnäckig. Die Männer, die zur selben Zeit wie Daniel in der Stadt aufgewachsen waren, stellten ihm gar keine Fragen.

Wenn Sarah im Pflegeheim Spätdienst hatte, hielt Daniel auf dem Nachhauseweg kurz bei Murray und Ella an, um seine Tochter abzuholen. Ihr Haus stand an der Kreuzung eines befestigten Wirtschaftswegs und der etwas breiteren Straße, die zu den Highways führte. Im Norden die Stadt. Im Süden die Metropole. Das Haus war fast hundertvierzig Jahre alt. Hier hatten Farmer mit ihren Familien gewohnt, lange bevor das von ihnen bewirtschaftete Land einen Namen oder Grenzen bekommen hatte. Murray war auf der Insel im Reservat geboren und als junger

Mann in den Westen gegangen, um das Geld für ein Haus in der Stadt zu verdienen. Ella hatte er in einer Hotelbar im nördlichen Saskatchewan kennengelernt, als sie mit ihren Cousinen auf Reisen und er kurzzeitig arbeitslos gewesen war, weil die Baustelle in den Nordwest-Territorien vorübergehend hatte schließen müssen. Ein Elternteil von Ella gehörte den Plains Cree an und sie war die erste Frau aus diesem Stamm, die er kennenlernte. Bis er wieder in den Osten zog, vergingen ein paar Jahre. Als er ins Simcoe County zurückkehrte, kam Ella mit. Sie waren beide kaum erwachsen, arbeiteten auf der Farm einer Familie mit holländischen Wurzeln und übernahmen die Bewirtschaftung, nachdem die Eltern gestorben waren und die Kinder wegzogen, um sich woanders ein neues Leben aufzubauen. Als die Farm aufgegeben wurde, zogen Murray und Ella in die Stadt. Fünf Jahre später kauften sie Haus und Hof bei einer Versteigerung und nahmen die alte Arbeit wieder auf. Sie beackerten kleine Felder mit Mais oder Soja, betrieben eine bescheidene Baumschule und ließen das übrige Land verwildern. Sie wurden älter, arbeiteten auf Knien im Garten und saßen abends auf der Veranda, Whiskey und kaltes Bier in Griffweite.

An einem späten Nachmittag fuhr Daniel zu ihrem Haus. Er stieg aus dem Pick-up und blickte hoch zum Satteldach, wo er im Vorjahr beim Verlegen neuer Schindeln mitgeholfen hatte. Es gab zwei Stockwerke, darüber ein dreieckiger Dachboden. Im ersten Stock war ein einsames Fenster erleuchtet. Die Lampe über der Tür schien auf die vordere Veranda, den kalten Boden und das bleiche, flach gedrückte Präriegras zwischen Einfahrt und Wohnhaus. Auf dem Grundstück eine dünne Schicht Schnee. Eine unförmige Wehe, wo man ihn von dem zugefrorenen Fischteich geschippt hatte. Daniel zog die dreckige Arbeitsjacke aus und warf sie ins Fahrerhaus. Er nahm die Stufen zur Vordertür. Die Lackierung war vor Jahren abgebeizt worden, und die rohe Eiche trug die Pockennarben längst vergangener Stürme. Mit den Knöcheln trommelte er aufs Holz. Als niemand kam, klopfte er noch mal und trat ein.

»Hallo«, rief er.

»Wer ist da?«

Daniel ging ins Wohnzimmer, wo Murray im Sessel saß, ein Buch in der einen, ein Bier in der anderen Hand. Madelyn hockte keinen halben Meter vor dem Fernseher. Stirn gerunzelt, Vorderzähne in die Unterlippe gegraben, hämmerte sie auf eine Spielkonsole ein.

»Wo ist deine bessere Hälfte?«, fragte Daniel.

»In der Küche. Macht Essen.«

Daniel lehnte sich in den Flur. Die Küchentür am anderen Ende stand offen, Dampf stieg von einem Topf auf dem Herd auf. Ella sah er nicht. Er drehte sich wieder um.

»Das verstehst du unter Aufpassen?«, fragte er Murray. »Siehst du, was für ein Gesicht sie macht?«

Murray legte das Buch auf den Beistelltisch. Beugte sich über die Sessellehne und schaute das Mädchen lange an.

»Sieht aus, als hätte sie gerade ein Erweckungserlebnis«, sagte er.

Daniel schüttelte den Kopf.

»Hab gehört, die da hat sich geprügelt«, sagte der alte Mann.

Madelyn drehte den Kopf so schnell, dass ihre Haare flogen. Murray beachtete sie nicht.

»Hat sie dir alles erzählt?«, fragte Daniel.

»Bisschen was.«

Daniel lächelte schief, sagte aber nichts. Er hörte ein Geräusch am Ende des Flurs und trat einen Schritt zurück. Küchenschränke wurden geöffnet und geschlossen. Eine große Frau stand mit dem

Rücken zum Flur, graue Strähnen im langen Haar. Früher war es pechschwarz gewesen. Sie rührte im Topf auf dem Herd und legte den Holzlöffel auf die Arbeitsplatte neben der Spüle. Wischte die Hände an der Schürze ab und drehte sich um.

»Daniel«, rief Ella. »Lass ihn und komm her.«

Er ging in die Küche. Ella umarmte ihn fest und küsste ihn auf die Wange. Sie war nur wenige Zentimeter kleiner. Sie ließ ihn los und musterte sein Gesicht, seine Klamotten, alles an ihm. Vom letzten Sparring war ein blauer Fleck an seiner Wange zurückgeblieben, und sie strich mit dem Daumen darüber.

»Hab gehört, du gehst wieder ins Gym«, sagte sie.

»Will nur wieder in Form kommen«, sagte er. »Mehr nicht.«

»Meinst du, sie weiß das?«

Daniel atmete ein und aus. Lehnte sich gegen die Arbeitsplatte.

»Ist ein verdammt schlaues Mädchen«, sagte Ella. »Weiß schon mehr über das, was du machst, als sie sollte.«

Er schaute in den Flur. Murray und das Mädchen redeten miteinander, saßen aber noch im Wohnzimmer.

»Hab immer geglaubt, so wär's einfacher als mit 'nem Jungen«, sagte er.

»Man weiß nie, wie sie sich entwickeln«, sagte Ella. »Ob Junge oder Mädchen.«

»Ich weiß.«

Die Frau zog die Ofentür einen Spaltbreit auf. Ließ sie wieder zuschnappen. Sprach leise mit ihm, Härte in der Stimme.

»Bei den Kämpfen und deiner anderen Arbeit kannst du froh sein, dass du noch in einem Stück bist.«

»So?«

»Das Leben ist nicht leicht. Aber ich werde verdammt noch mal nicht schweigend zusehen, wenn du das Mädchen in Gefahr bringst.«

»Ich hab's gehört, Ella«, sagte er. »Aber du weißt nicht, wovon du redest.«

Die Frau richtete sich zu ihrer vollen Größe auf. Schaute ihm in die Augen und ließ die Schultern wieder sinken.

»Will nur nicht, dass sie ohne Grund ihren Vater verliert«, sagte sie. »Und ein schlechter Mensch wird.«

Daniel verschränkte die Arme und schaute weg. Ella runzelte die Stirn. Flüchtig betrachtet schien sie kaum älter zu sein als er, dabei trennten sie mehr als fünfzehn Jahre. Aus der Nähe verrieten die grauen Haare, die von der Sonne ausgedörrte Haut, die Falten um Augen und Mund ihr wahres Alter.

»Du weißt, ich arbeite nicht mehr für Clayton«, sagte er.

Sie nickte.

»Ich hoffe nur, du hast aufgehört, bevor es zu spät war.«

»Ihr wird nichts passieren«, sagte Daniel.

»Ich denke nicht nur an sie.«

Daniel nahm behutsam ihren Arm und küsste sie auf die Wange. Er bedankte sich fürs Aufpassen und wollte gehen, aber Ella hielt ihn zurück.

»Bleibt ihr zum Essen?«, fragte sie.

Daniel überlegte.

»Ihr habt schon genug für uns getan«, sagte er.

»Sei nicht eingeschnappt«, sagte sie. »Wir haben genug, und ich hab gesehen, was ihr dem Mädchen zu essen gebt.«

»Ist schon okay.«

Ella drückte seinen Oberarm. Ließ ihn los und ging zum Herd. Nahm den Löffel und rührte im Topf.

»Ruf sie«, sagte sie. »Wetten, die beiden können nicht schnell genug am Esstisch sitzen?«

Er blieb einen Moment stehen, dann rief er in den Flur.

Nach dem Essen blieben Daniel und Madelyn noch zwei Stunden bei dem älteren Paar. Daniel trank Bier mit Murray, während Madelyn Ella mit dem Abwasch half. Daniel wollte ebenfalls helfen, aber Ella sagte, er solle sich setzen, und das Mädchen sagte es ein zweites Mal. Also setzte er sich wieder hin.

»Ab und zu solltest du den Hintern auch mal hochkriegen«, sagte er zum alten Mann.

»Ist nicht so, dass ich mich weigern würde«, sagte Murray. »Aber wenn ich was mache, macht sie's hinterher noch mal. Also lass ich sie einfach.«

»Okay.«

Später standen sie auf der Veranda und verabschiedeten sich. Madelyn sagte Danke und Murray reckte ihr die Fäuste entgegen. Sie boxte ihm auf die Schulter. Er war angetrunken, hielt sich aber einigermaßen. Drückte das Mädchen an sich. Wind strich an ihren Beinen vorbei und rüttelte an der halb geöffneten Tür.

»Wenn es wärmer wird, müssen wir zusammen mal einen Ausflug in den Norden machen«, sagte Murray. »Ella hat das Häuschen von ihrer Tante geerbt.«

»Echt?«, fragte Daniel.

»Ja«, sagte Ella. »Ist schön da im Sommer.«

Sie ging leicht in die Knie, um mit Madelyn zu reden.

»Bin da oft gewesen, als ich klein war. Jünger als du jetzt.«

Ella blinzelte. Madelyn schaute zu ihrem Vater hoch.

»Wir müssen erst deine Mutter fragen«, sagte er. »Viel Urlaub kriegen wir beide nicht.«

Ella nickte. Richtete sich auf, schaute aber weiter zum Mädchen. Murray nippte an seinem Bier und stellte es aufs Geländer.

»Da oben gibt's Giftschlangen. Und Fische, die sind so groß, die beißen dir glatt das Paddel durch. Frösche, groß wie dein Kopf.«

Madelyn machte ein Furzgeräusch mit den Lippen.

»Ich hab vor so'm Scheiß keine Angst«, sagte sie.

Murray sagte, das würde er ihr nicht abkaufen. Sie starrten sich an, bis das Mädchen lächelte.

»Wir machen uns besser auf den Weg«, sagte Daniel.

»Grüß Sarah«, sagte Ella.

»Klar.«

Er legte seiner Tochter die Hände auf die Schultern und schob sie die Treppe runter. Nach der Hälfte schüttelte sie ihn ab und sprang über die letzten beiden Stufen.

»Und versuch, keine Rabauken mehr zu verprügeln«, rief Murray ihr hinterher. »Außer, sie verdienen es.«

Ella schlug ihm mit dem Handrücken gegen die Brust. Schaute zum Mädchen und schüttelte den Kopf. Madelyn winkte. Sie kletterte in den Pick-up und zog die Tür zu. Drehte das Fenster runter und schaute zur Veranda. Als Daniel rückwärts aus der Einfahrt fuhr, ließ er sein Fenster ebenfalls runter und hob die linke Hand. Der alte Mann und seine Frau standen da. Das große Haus wie eine Insel in Schnee und Schmelzwasser. Daniel senkte die Hand und wendete den Pick-up. Madelyn lehnte sich aus dem Fenster und winkte, bis die obere Hälfte des Hauses von der Dunkelheit verschluckt wurde und mit ihr das Grundstück dahinter und davor. Bis der alte Mann und die alte Frau nichts weiter waren als Schatten.

Achtzehn

Daniel fuhr an den späten Nachmittagen ins Gym, wenn es draußen schon dunkel war. Manchmal stand ein Dutzend Autos auf dem Parkplatz, wurde eine Gruppe trainiert, waren es einige mehr. Jasper und Jung Woo gaben die Kurse oder arbeiteten im Ring mit Nachwuchskämpfern. Daniel drosch in der hinteren Ecke der Halle auf Sandsäcke ein, manchmal unterstützte er die Trainer und zeigte unerfahrenen Kämpfern, wie sie ihre Technik verbessern konnten, vor allem die Beinarbeit und das Timing bei einem Fight nach Runden. Gelegentlich kämpfte er mit Jung Woo am Boden. Meistens aber trainierte er allein. Er sah junge Männer kommen und gehen, mit schlanken Muskeln, schnellen Füßen und dem Selbstvertrauen, das aus dem Glauben erwächst, noch viele gute Jahre vor sich zu haben. Daniel fuhr höchstens zwei, drei Mal in der Woche hin. Der gute Ruf des Gyms sprach sich herum, immer mehr Leute kamen zum Training. Männer, die für Fights gebucht waren und sich mit anderen Profi-Kämpfern vorbereiten wollten.

In der Regel trainierte Daniel allein und war meistens schon halb erledigt, nachdem er sich aufgewärmt und Dehnübungen auf der Matte gemacht hatte. Gelegentlich schattenboxte er vor der Spiegelwand im hinteren Teil der Halle. Längst nicht so oft, wie er es hätte tun sollen. Stattdessen hämmerte er mit brutalen Grundschlägen auf die schweren Sandsäcke ein. Bei den Kicks ging er methodisch vor und führte sie hart aus. Wenn er aus der Puste geriet oder seine Arme und Beine sich schwach anfühlten, biss er die Zähne zusammen und powerte weiter, bis er die Handschuhe kaum noch oben halten konnte. Einige der Männer beobachteten ihn, aber er schien es nicht zu bemerken. Er redete kaum mit den anderen. Jasper und Jung Woo trainierten zwar so oft wie möglich mit ihm, aber er hatte keine Ahnung, wann er das nächste Mal da sein und wie lange er überhaupt noch kommen würde, und die beiden mussten sich im Ring ohnehin um die aktiven Athleten kümmern. Daniels Training verlief holprig, manchmal richtiggehend chaotisch. Trotzdem tat es ihm gut. In den vielen Stunden monotonen Trainings gab es einige Lichtblicke. Ein Ring aus Schweiß unter dem schweren Sandsack, wo Daniel ihn umtänzelte, um tiefe Täler ins Leder zu prügeln. Leichte Sparrings, bei denen er die Schläge platzierte, als hätte man ihm die Strategie des Gegners vorher verraten. Grappling-Wettkämpfe, bei denen ihm seine rohe Kraft half, Arme und Nacken freizubekommen und beim erschöpften Gegner die dominante Position einzunehmen. Außer den Trainern wollte niemand die Pratzen für ihn halten. Hinterher fuhr Daniel nach Hause, durch dunkles Land, in dem der Schnee geschmolzen und der Boden mit der frischen Saat schwarz und klamm war. Und am Ende der Straße schliefen seine Frau und die Tochter. Kaltes Bier in der Küche. Der Platz, wo er seinen Kopf bettete und auf traumlosen Schlaf hoffte.

Neunzehn

Sarah zog ihre Tochter in den Eingangsbereich der Bank und ließ die Tür hinter ihnen zufallen. Seit einer Woche war es im ganzen County ungewöhnlich warm, und in der Schlange standen einige Leute mit durchgeschwitzten Hemden und wischten sich Schweiß von ihren Stirnen. Madelyn setzte sich in der Wartezone auf einen Stuhl und Sarah ermahnte sie, sich nicht von der Stelle zu rühren. Madelyn salutierte. Sarah murmelte etwas und steuerte auf die Kassiererin zu.

»Was kann ich für Sie tun?«, fragte die Frau.

»Ich habe einen Termin.«

Sarah nannte ihren Namen. Die Kassiererin legte den Kopf leicht schief. Kniff die Augen zusammen.

»Sie sind Daniels Frau.«

Sarah schaute sie nur an.

»Ich war mit Dan auf der Highschool«, sagte die Kassiererin. »Er hing immer mit meinem Bruder rum. Ich kannte ihn ganz gut.«

»Ach ja?«

»Wie geht's ihm denn?«

Sarah betrachtete das runde Gesicht der Frau, die Wangengrübchen. Blondes Haar bis zur Schulter. Die Kassiererin mochte ein paar Jahre jünger sein als Daniel und ein paar Jahre älter als Sarah. Sie hatte ihre Kurven nicht verloren und trug einen Verlobungsring mit einem rosa Diamanten.

»Es geht ihm gut«, sagte Sarah.

»Bestellen Sie ihm einen Gruß von mir?«

Die Kassiererin hatte die Frage noch nicht beendet, als Sarah sich bereits umgedreht hatte und wegging. Erst nach einem Moment begriff die Frau, was vorgefallen war, dann rief sie den nächsten Kunden in der Schlange auf, und ihr Lächeln saß seltsam schief.

Seit einer halben Stunde wartete sie im Büro des Kreditberaters. Madelyn saß noch auf dem Stuhl und Sarah konnte ihren Rücken durch die Scheibe sehen. Das Mädchen rührte sich nicht. Sarah ließ sie nicht aus den Augen. Der Banker kehrte zurück und machte die Tür hinter sich zu. Legte die von Sarah ausgefüllten Antragsformulare auf den Tisch.

»Sie hätten nicht den langen Weg auf sich nehmen müssen«, sagte er. »Ich dachte, wir hätten am Telefon schon alles geklärt.«

Sarah nahm die Zettel und steckte sie in die Hülle, die ihr der Banker hinhielt.

»Ich wollte Ihnen nur die Möglichkeit geben, es mir persönlich zu erklären. Dachte, das kann man von einem Menschen erwarten.«

Der Mann versuchte den Trick, auf ihre Stirn zu schauen und so zu tun, als schaute er ihr in die Augen.

»Es ist nur so, bei Ihrer Vorgeschichte können wir das Risiko leider nicht eingehen.«

»Wir möchten das Geld lieber Ihnen geben, als bei unseren Freunden Schulden zu machen«, sagte Sarah. »So viel, wie Sie aus dem Haus rausgeholt haben, könnten Sie wenigstens das für uns tun.«

Der Banker runzelte die Stirn.

»Ich hab das alles schon mit Ihrem Mann besprochen«, sagte er.

»Er heißt Daniel.«

»Wie bitte?«

»Sie kennen ihn.«

»Wenn Dan ein paar Monate länger dort arbeitet und wir eine

gewisse Stabilität erkennen, können Sie es gern wieder versuchen. Kann mir kaum vorstellen, dass die Antwort dann immer noch nein lautet.«

»Ein paar Monate sind für einige Leute ziemlich lang.«

Der Banker wollte etwas erwidern, aber Sarah hielt ihm eine Hand hin und er verstummte. Er schüttelte ihre Hand und lehnte sich dann im Stuhl zurück, während Sarah die Hülle mit dem Antrag in ihre Tasche steckte.

»Sie ist ganz schön groß geworden«, sagte er und zeigte auf Madelyn.

Madelyn war nicht länger allein. Ein Junge, groß und flachsblond, hatte sich neben sie gesetzt. Sie schien ihn gut zu kennen, so, wie sie sich zu ihm gedreht hatte. Sie redeten miteinander, aber durch die Scheibe war kein Wort zu verstehen. Sarah stand auf und strich sich den Rock glatt. Nahm ihre Sachen. Verließ das Büro, ohne noch irgendwas zu sagen.

Sie fuhren auf den Platz vor dem Supermarkt und parkten am äußeren Rand. Nach dem Aussteigen mussten sie eine Fahrspur überqueren und an den Ladenfronten der umliegenden Geschäfte vorbei. Sarah fragte Madelyn nach ihrem Freund in der Bank und die sagte, er sei nur irgendein Junge aus der Schule. Danach sagten beide kaum noch etwas. Sarah steckte die Schlüssel in ihre Tasche und wühlte darin herum. Fand eine Packung Kaugummi und wollte Madelyn einen geben, aber sie war nicht mehr da. Sarah wirbelte herum und entdeckte das Mädchen vor einem Schaufenster. Auf der anderen Seite tapsten Welpen verschlafen umher, andere wischten mit den Pfoten übers Glas, als könnten sie sich zum Tageslicht durchkratzen. Sie kläfften Madelyn an, und das Mädchen schnitt lustige Gesichter und redete mit ihnen.

»Es ist nicht richtig, die Hunde einzusperren«, sagte sie.

Sie legte die Hände dort auf die Scheibe, wo ein Welpe seine Schnauze hässlich dagegendrückte.

»Meinst du, wir können irgendwann einen Hund haben?«, fragte sie.

»Und wer wird sich um ihn kümmern?«, fragte Sarah.

»Ich kann das machen.«

»Nicht, solange wir nicht wissen, wie wir sein Futter bezahlen sollen. Keine Ahnung, wann das sein wird.«

In der spiegelnden Scheibe fing Sarah den missmutigen Blick des Mädchens auf.

»Als ich Dad gefragt hab, hat er gesagt, er denkt drüber nach«, sagte Madelyn.

»Du kannst mich jetzt fragen«, sagte Sarah.

Das Mädchen tat, als würde sie es nicht hören.

»Mich würdest du niemals fragen, stimmt's?«

Madelyn steckte die Hände in die Hosentaschen und drehte sich zu ihrer Mutter um.

»Egal, worum du ihn bittest, er wird versuchen, es dir zu geben«, sagte Sarah. »Selbst, wenn er es gar nicht kann. Er wird versuchen, dir alles zu geben, bis er kein Geld mehr hat und hungern muss. Verstehst du?«

Das Mädchen nickte. Sarah atmete tief ein und strich sich die Haare hinter die Ohren.

»Wir haben kein Geld, weil er nicht mehr nachts arbeitet. Stimmt's?«, fragte Madelyn.

Sarah gab keine Antwort.

»Ich weiß, was er macht. Bin ja nicht blöd«, sagte Madelyn.

Sarah ging ein paar Schritte und setzte sich auf eine Bank. Ließ ihre Tasche auf die Latten fallen.

»Ich weiß, wie schlau du bist«, sagte sie. »Aber, Schatz, ich kann dir versichern, es gibt noch jede Menge, das du nicht verstehen würdest, selbst wenn ich es dir erzähle oder zeige.«

»Dad redet nie über seine Kämpfe. Ich musste erst was darüber lesen.«

Sarah zuckte mit den Schultern.

»Es ist nicht alles so gelaufen, wie er es sich gewünscht hat, Madelyn. Das kommt oft vor.«

»Glaubst du, er kann noch kämpfen?«

Sarah hätte beinahe gelacht. Riss sich zusammen. Ihre Augen waren müde, und sie rieb mit Daumen und Zeigefinger darüber.

»Ja«, sagte sie.

»Wird er wieder kämpfen? Ich meine, so richtig?«

Sarah kaute auf ihrem Kaugummi. Fischte den Schlüssel aus der Tasche und hielt die flache Hand nach oben. Es hatte wieder angefangen zu regnen. Madelyn wartete auf eine Antwort.

»Wenn er so gut darin ist, versteh ich nicht, warum er nicht weitermacht«, sagte das Mädchen.

Sarah stand auf und winkte Madelyn vom Schaufenster weg. Das Mädchen setzte sich langsam in Bewegung, aber ein Blick von Sarah genügte, um ihm Beine zu machen. Sie gingen zum Pick-up zurück. Madelyn zeigte zum Supermarkt.

»Wollten wir nicht was einkaufen?«, fragte sie.

»Wir kommen schon klar.«

Das Mädchen wartete still neben dem Pick-up, und Sarah zerrte die kaputte Tür so weit auf, dass es einsteigen konnte.

Zwanzig

Der Streifenwagen fuhr im Kriechtempo auf das Haus zu und zog in der trockenen Frühlingsluft eine Staubfahne hinter sich her. Daniel saß auf einem Stuhl auf dem Rasen, neben ihm drei Bierdosen in Plastikschlaufen, die übrigen drei leer. Er trug Cargoshorts, T-Shirt, keine Schuhe. Bis vor Kurzem hatte die Sonne geschienen, jetzt ritten schwere, dunkle Wolken über den nordöstlichen Himmel. Warmer Wind über den Feldern. Daniel wartete. Der Streifenwagen hielt kurz an und fuhr weiter. Daniel konnte das Gesicht des Cops aus der Ferne sehen, während der Cop noch angestrengt in seine Richtung blickte. Der Streifenwagen blieb vor der Einfahrt auf der Straße stehen. Der Constable stieg aus und marschierte den Kiesweg entlang, während Daniel eine neue Dose aus dem Plastik fummelte.

»Dan«, sagte der Cop.

»Constable Smith.«

Daniel warf dem Cop die Dose flach zu. Der Cop fing sie auf und schaute sie an. Er ging weiter. Grinste und warf sie zurück. Daniel fing die Dose mit links, riss sie auf und trank, bevor der Schaum über den Rand lief.

Der Constable blieb an der Rasenkante stehen und legte die Hände auf die Hüften. Der Mann war über eins neunzig und hatte eine athletische Figur, die unter der Uniform schon leicht aus der Form geriet. Kantiges Kinn, das er offenbar seit ein paar Tagen nicht mehr rasiert hatte. Als junger Mann war er halbprofessioneller Hockey-Spieler gewesen, aber Cop war er inzwischen wesentlich länger. Er blickte hoch zum Himmel.

»War ein schöner Tag.«

»Stimmt«, sagte Daniel.

Der Cop schaute ihn an. Dann zum Haus.

»Ist Sarah da? Eure Tochter?«

»Nur ich«, sagte Daniel. »Hab ich Ärger am Hals?«

»Wenn Sie was gestehen wollen, nur zu.«

Daniel trank einen Schluck.

»Nein«, sagte er. »Scheiße. Ich hab weder die Zeit noch die Mittel, um mir Ärger einzuhandeln.«

Der Cop nickte.

»Rausgefunden, welcher Arsch mein Schweißgerät geklaut hat?«, fragte Daniel.

»Noch nicht.«

»Viel erwarte ich mir da eh nicht.«

Daniel stellte die Dose auf ein Knie und musterte den Constable. Stützte sich schwer auf die Armlehne.

»Okay. Warum sind Sie den ganzen verdammten Weg hier rausgefahren?«, fragte er.

»Ich möchte, dass Sie mitkommen und sich was ansehen.«

»Was denn?«

»Bin mir noch nicht ganz sicher. Deshalb sollen Sie ja mal einen Blick daraufwerfen.«

Daniel schaute über die Felder. Trank einen Schluck.

»Muss ich?«, fragte er.

Der Cop schüttelte den Kopf. Wartete einen Moment, bevor er einen neuen Anlauf nahm.

»Nun«, sagte er, »wir wissen beide, welche Art Jobs Sie hier in der Gegend erledigt haben. Und ich weiß, dass Sie seit 'ner Weile anständig sind.«

»Ich bin nie wegen irgendwas angeklagt worden. Das können Sie prüfen.«

Das Funkgerät an der Brust des Constables knackte, und er lauschte kurz, bevor er es mit einem Knopfdruck ausschaltete.

»Worin auch immer Sie früher verwickelt waren, interessiert mich nicht«, sagte Smith. »Wenn Sie damit aufgehört haben, dann scheinen Sie eine Ahnung gehabt zu haben, in welche Richtung sich das Ganze entwickeln würde.«

»Ach ja?«

»In unserem County gab es früher Biker, die Gras angebaut und sich gegenseitig ausgenommen haben. Jetzt herrscht hier richtig Krieg. So schlimm, dass sogar Sie Albträume kriegen würden, Dan. Und Sie ganz bestimmt nicht wollen würden, dass Ihre Tochter jemals davon erfährt.«

Eine Zeit lang saß Daniel nur da. Dann ließ er die Schultern kreisen und trank den letzten Schluck Bier. Warf die Dose auf den Rasen und stand auf.

»Verknacken Sie mich, wenn ich jetzt Auto fahre?«

Der Cop schaute zur Einfahrt.

»Hier steht ja nicht mal eins«, sagte er.

»Ja. Brauch 'ne Mitfahrgelegenheit bis zum Ende der Straße, damit ich mir eins leihen kann.«

»Hä?«

»Kann mich in der Stadt nicht in 'nem beschissenen Streifenwagen sehen lassen.«

Als sie das Revier betraten, saßen zwei Cops hinten an einem Schreibtisch. Ein bulliger Mann mit Maschinenhaarschnitt und eine junge Frau mit Pferdeschwanz. Ein großer Cop stand hinter dem Empfangstresen und stempelte Papiere. Alle bewaffnet und uniformiert. Der Mann am Tresen ließ den Stempel sinken. Dann drehte der bullige Cop den Kopf und sah, wer ins Revier gekommen war. Er hustete und die Polizistin blickte auf. Sie winkte Daniel flüchtig zu.

»Hey, Mike«, sagte der große Cop. »Wie läuft's?«

»Es geht«, sagte Smith.

Der Constable wartete vor der Tür, bis er den Summer hörte. Das Klicken des aufspringenden Schlosses.

»Kommen Sie«, sagte Smith.

Er stieß die Tür auf und ging rein. Daniel folgte ihm und schaute auf den Hinterkopf des Cops, während sie über die Schwelle traten und die Tür hinter ihnen zufiel. Lautes Knacken, als der Riegel wieder ins Schloss sprang. Daniel hatte ein komisches Gefühl. Kälte in seinen Eingeweiden. Er folgte dem Cop durch einen Flur, bis sie zu dem Zimmer kamen, in dem sein Schreibtisch stand. In dem Raum noch sieben weitere und kein Mensch dahinter.

Daniel hatte sich bereits hingesetzt, als Constable Smith um den Tisch ging und auf seinem Stuhl Platz nahm. Zwei Sekunden später stand er wieder auf. Öffnete den Verschluss seines Koppels und nahm es ab. Legte den schweren Dienstgürtel auf den Tisch. Gummiknüppel, Handschellen, Pfefferspray, Pistole, alles. Dann setzte er sich wieder. Beide Hände auf die Armlehnen gestützt, ließ er sich nach hinten fallen.

»Ist Ihnen das unangenehm, hier zu sitzen?«, fragte er.

»Nein«, sagte Daniel.

»Hab gehört, Sie mögen keine Pistolen. Stimmt das?«

»Die können 'ne ziemliche Sauerei anrichten.«

Der Cop lächelte. Verschränkte die Hände und knackte mit den Knöcheln der linken Hand, der rechten. Dann beugte er sich vor und nahm eine Mappe vom Tisch. Klappte sie auf, drehte sie um hundertachtzig Grad und warf sie vor Daniel auf den Tisch. Daniel saß nur da.

»Bitte«, sagte der Constable.

Daniel wartete einen Augenblick, dann rutschte er auf seinem Stuhl nach vorne. In der geöffneten Mappe das erste Foto aus einer

Reihe von Tatortaufnahmen. Er nahm den Stapel und ging die Fotos durch. Gesamtansichten und Details. Graue Haut, an manchen Stellen von Blutergüssen dunkler gefärbt. Hier und da kleine schwarze Löcher. Blinde Augen, weiß eingetrübt. Querschnitte durch Finger wie Jahresringe an einem Stamm. Daniels Blick wanderte zu den bedruckten Seiten. Constable Smith langte über den Tisch, klappte die Mappe zu und nahm sie an sich. Schüttelte den Kopf. Daniel ging die Fotos ein zweites Mal durch. Murmelte etwas. Legte sie in die Mitte des Tisches. Er atmete schwer. Konnte es nicht verbergen.

Der Cop wartete.

»Was denn?«, fragte Daniel. Zu laut.

»Kannten Sie das arme Schwein?«

»Er heißt Lucas O'Hare.«

»Freund von Ihnen?«

»Wäre zu viel gesagt.«

»Aber wenn es zu Gewalt käme, würden Sie nicht aufeinander losgehen?«

»Ich mochte den Jungen.«

Der Constable nickte, griff nach den Fotos und ging sie selbst durch. Seinem Gesichtsausdruck nach war es nicht das erste Mal. Er holte tief Luft und legte sie wieder hin.

»Haben Sie gesehen? Die haben ihm die Finger abgeschnitten. Zähne rausgerissen. Teile von ihm angezündet«, sagte Smith.

»Hab's gesehen.«

»Jemanden so zuzurichten, ergibt nicht viel Sinn. Wir haben ihn sofort erkannt.«

»Wenn man weiß, wer's gemacht hat, schon.«

»Ja? Wer denn?«

Daniel schüttelte den Kopf.

»Wissen Sie's nicht oder wollen Sie's nicht sagen?«

»Suchen Sie sich eins aus.«

»Wie bitte?«

»Da draußen läuft 'ne Menge miese Arschlöcher rum, denen ich so was zutraue. Einen würd ich ganz oben auf die Liste setzen«, sagte Daniel. »Aber sicher bin ich mir nicht. Wenn ich's wär, wär ich vielleicht sogar blöd genug, Ihnen den Namen zu verraten.«

»Und er arbeitet für Clayton. Stimmt's?«

»Nehme an, Sie wussten die Antwort, bevor Sie mir die Frage gestellt haben.«

Der Constable nickte. Beugte sich vor und legte einen Zeigefinger auf das obere Foto.

»Ist 'ne richtige Sauerei«, sagte Smith. »So was darf nicht geschehen.«

Daniel schaute ihn nur an.

»Können Sie sonst noch was dazu sagen?«, fragte Smith.

»Kann nur sagen, wenn Sie den nicht ganz schnell wegsperren, haben Sie hier bald richtig Ärger.«

Der Constable lehnte sich zurück. Verschränkte die Arme. Senkte das Kinn einen Augenblick lang fast bis auf die Brust.

»Das macht Ihnen doch sicher Angst, Dan. So nah vor der eigenen Haustür«, sagte Smith.

»Das macht mir ziemliche Angst. Lucas war noch ein halbes Kind. Und kein schlechter Junge dazu.«

»Ja?«

»Ja. Einige von den Jungs versuchen nur, sich über Wasser zu halten. Was immer Sie auch über die denken.«

Constable Smith nahm die Fotos, legte sie in die Mappe und klappte die Akte zu. Er öffnete den oberen Hemdknopf und rieb sich den Nacken. Augen eines Mannes, der nicht geschlafen hat. Kleiner Kratzer an der Schläfe, den Daniel bisher nicht bemerkt hatte.

»Ich bin noch nicht ganz überzeugt, dass Sie nicht mehr mitmachen. Komplett draußen sind. Dass Sie uns nicht noch irgendwas erzählen können.«

»Sie sollten mir aber glauben.«

»Wieso?«

»Weil Sie von mir niemals solche Fotos sehen werden. Niemals.«

Der Constable musterte ihn.

»Kann ich verstehen, Dan«, sagte er. »Aber sollten Sie irgendwas hören …«

»Ich sorge dafür, dass ich davon nichts mehr höre. Sie wissen alles, was ich weiß.«

»Okay.«

Daniel wollte aufstehen.

»Und was, wenn Sie eines Tages doch wieder mit diesen Leuten zusammenarbeiten müssen?«, fragte der Constable. »Wenn Sie mit diesem Typen, der so eine kranke Scheiße abzieht, in einem Zimmer sitzen müssen?«

Daniel machte ein komisches Geräusch. Stand auf und klopfte die Hosentaschen nach seinem Schlüssel ab.

»Sollte das jemals passieren, kriegen Sie von mir alle Hilfe der Welt«, sagte er. »Und müssen sich wegen diesem Dreckskerl nie wieder Gedanken machen.«

Einundzwanzig

Der Mann nahm zwei Treppenstufen auf einmal. Lange, lange Beine unter der Jeans. Wären seine Haare nicht zusammengebunden gewesen, sie hätten ihm bis zur Hüfte gereicht. Er öffnete das Fliegengitter, zog den Schlüssel aus der Tasche und schloss die Haustür auf. Im nahen Wald knackten Zweige. Er drehte sich um. Starrte in Richtung der dichten Baumreihe. Sonnenschein auf dem Gras. Vom See hinter dem Haus der Ruf eines Eistauchers. Der Mohawk drehte sich um und stieß die Tür leise auf. Beim Eintreten musste er den Kopf einziehen.

Vier Schritte und er hatte das Wohnzimmer durchquert, langte hoch und tastete die Oberseite des zweieinhalb Meter hohen Schranks ab. Seine kräftigen Finger berührten nur Holz. Der Mohawk legte die Hand auf die Kante. Irgendwo hinter sich hörte er den anderen atmen. Er hatte keine Ahnung, wie nah der Mann war, bis die Diele zwischen Wohnzimmer und Küche leise ächzte. Er drehte sich um.

Tarbell stand in Socken auf dem Holzboden. Er hielt die abgesägte Schrotflinte mit beiden Händen und zielte aus der Hüfte. Das Gewehr des Mohawks lag in Tarbells Nähe auf dem Sofa, Schlagbolzen und Magazin entfernt. Die beiden Männer trennten keine drei Meter.

»Hast du das Brett gehört?«, fragte Tarbell.

»Hab dich atmen gehört.«

Der Blonde lächelte.

»Warum hast du nicht das Messer aus deinem Gürtel gezogen?«, fragte er.

»Weil du das Gewehr hast, Idiot.«

Tarbell hörte auf zu lächeln. Zog die Nase hoch.

»War ’n ziemlicher Akt, das Ding da runterzuholen«, sagte er.

»Möcht ich wetten.«

Tarbell senkte die Waffe nicht. Der Mohawk richtete sich auf. Seine Schultern waren so breit wie der Schrank. Er hatte einen großen Schädel, Pockennarben auf den Wangen. Dunkle Augen. Keine menschengemachten Narben im Gesicht.

»Wo sind Wallace und Clayton?«, fragte er.

»Nicht hier«, sagte Claytons Neffe. »Die dachten, du wärst längst weg.«

»Wieso?«

»Die glauben, du hast Schiss vor Clayton.«

Der Mohawk sagte nichts. Schien nicht beeindruckt.

»Bist ’ne richtig coole Sau, was?«, fragte Tarbell.

Der Mohawk griff hinter seinen Rücken. Ganz langsam, vor den Augen des Blonden. Als die Hand wieder nach vorne kam, lag ein Jagdmesser darin, und die Finger legten sich um das Heft.

»Die Dinger feuern ’ne ganze Ecke langsamer, wenn man die Hähne vorher nicht spannt. Wusstest du das?«, fragte er.

Tarbell legte den Kopf schief. Starrte und starrte.

Völlig unvermittelt machte der Mohawk einen Schritt nach rechts und stürzte auf Tarbell los. Hatte ihn fast erreicht, als Tarbell die Waffe abfeuerte. Er schonte keinen der beiden Läufe, die Schüsse stichflammten aus der Mündung und trafen den Mohawk in der Brust, sodass sich sein Oberkörper aufbäumte. Seine Schuhspitzen tanzten über den Boden, dann fiel er rückwärts und knallte auf das harte Holz wie ein gefällter Baum auf Felsen. Aber er war noch nicht tot. Blut sprudelte über seine Lippen, die Augen zuckten wild, aber die Brust hob und senkte sich und die geblähten Nasenlöcher sogen Luft ein. Tarbell hatte die Läufe bereits abgekippt und die leeren Patronen rausgeschüttelt. Er lud das Gewehr nach und wollte den Verschluss zuschnappen lassen. Hielt inne, den kurzen Schaft unter den Ellbogen geklemmt, den abgeknickten Doppellauf wie die Serviette eines Kellners über dem Unterarm. Die dunklen Augen des Mohawks starrten verdreht nach oben, seine rechte Hand kroch über den Boden und griff verzweifelt ins Leere. Das Jagdmesser lag außerhalb seiner Reichweite.

Als Wallace ins Zimmer kam, hatte Tarbell den Mohawk halb hochgezogen und hielt ein Büschel seiner Haare fest. Drückte die Klinge des Jagdmessers in die Stirn des Mannes. Äußerste Konzentration in seinem Blick. Wallace war über ihnen, bevor Tarbell ihn bemerkt hatte. Er packte die Hand mit dem Messer und drehte das Handgelenk, bis die Klinge auf den Boden schepperte. Tarbell kam hoch, und der Mohawk, über dessen Stirn sich eine rote Linie zog, fiel rückwärts auf die Dielenbretter, nur wenige Zentimeter von seinem Messer entfernt. Er griff nicht danach. Er war tot.

Clayton kam ins Zimmer. Sah Wallace zwischen dem Mohawk und seinem Neffen stehen. Tarbell lehnte an der Wand, massierte sich das rechte Handgelenk. Clayton blickte sich im Zimmer um und konnte offenbar nicht glauben, was sich dort abgespielt hatte.

»Was hast du eigentlich für ein Problem?«, fragte er.

Tarbell hob den Kopf. Ihm schien nicht klar zu sein, dass Clayton ihn meinte. Er holte tief Luft und schaute zum toten Mohawk. Richtete die kalten Augen auf Clayton. Stieß sich von der Wand ab und ging aus dem Haus. Durch die Dämmerung hallte der Ruf des Eistauchers. Der Bleichäugige schrie zurück.

Dritter Teil

Das Schweißgerät hatte Daniel gekauft, als er für fünf Monate auf Montage gewesen war. Er war im Spätherbst alleine losgefahren, durch das weitläufige Gebiet, in dem die Straßen entgegen dem Uhrzeigersinn im weiten Bogen vom südlichen Zipfel der Georgian Bay bis zum Westufer des Oberen Sees verliefen. Die Strecke in den Norden kostete ihn einen ganzen Tag und führte durch immer kleinere Ortschaften und spärliche Wälder mit dürren Bäumen, die noch karger wirkten als die im Süden. Hohe Felswände türmten sich neben der hügeligen Landstraße auf. Raben und Adler hockten auf Wipfeln und schauten herab. Daniel sah Spuren von Bären und Hirschen. Einen riesigen Elch, der im Mondschein auf der Straße wartete, um ihn abzufangen oder zu töten.

Das Schweißgerät kaufte er einem Mann aus Halifax ab, der fünf Jahre lang Pipelines zusammengeschweißt hatte. Der Mann zeigte Daniel das Gerät, sie besiegelten das Geschäft mit einem Handschlag und lösten die Schrauben und Schellen vom Wagen des Mannes aus Nova Scotia. Vier Männer hievten das Schweißgerät auf die Ladefläche von Daniels Pick-up und nieteten es ans Blech. Daniel bezahlte weniger, als das Gerät wert war, denn der Mann wollte es unbedingt loswerden. Der ehemalige Schweißer aus Nova Scotia ging nicht mal mehr mit seinen alten Kollegen einen trinken. Er fuhr nach Osten und Daniel nach Norden, um die Baustellen abzuklappern. Er schlief im Pick-up, bis es nachts zu kalt wurde. Dann übernachtete er in Motels und Garagen, in Schlafsälen und Containersiedlungen, wo er geschmuggelten Whiskey trank und in langen Unterhosen, bis zu den Stiefelschäften im Schnee, draußen stand und in frostglasierte Büsche pisste.

Das war im Oktober. Im Dezember pisste er wieder hinter die Zäune der Baustellen. Feuer erhellte den Himmel über hohen Säulen aus abgetragenem Gestein, über gigantischen Brennöfen und hohen Gerüsten aus Metall. Eine Rauchwolke erstickte die Sonne und hing selbst in der dunkelsten Nacht über der Welt. So weit im Norden arbeitete Daniel nie wieder.

Er zählte die Tage bis Weihnachten. Zu viele. Am Anfang fuhr er nicht mit den Männern in die Stadt, irgendwann tat er es doch. Er prügelte sich nicht. Wenn er einem Mann die Hände auf die Schultern legte und ihn wegschob, merkte dieser, dass etwas nicht in Ordnung war, und hielt sich von Daniel fern. Daniel trank Bier und Whiskey mit den Arbeitern aus dem Osten, und die älteren spielten Gitarre oder Banjo, Mundharmonika oder Waschbrett. Sie sangen alte Lieder und die jüngeren kannten den Text nicht genau oder gar nicht. Trotzdem versuchten sie mitzusingen und viele trafen die Töne. Eines Abends tauchten drei Männer aus Neufundland mit einem Kanister Selbstgebranntem auf, den sie in der Nähe des Peace Rivers einer Gruppe von Métis-Hilfsarbeitern abgekauft hatten. In dieser Nacht gerieten Daniels Leute mit ein paar Holzfällern aneinander, die gerade aus British Columbia gekommen waren. Daniel verpasste dem Größten eine rechte Gerade und spürte, wie der Kiefer des Mannes sich ausrenkte. Der Kerl spuckte noch zwei abgebrochene untere Vorderzähne aus, bevor er zu Boden ging. Seit drei Jahren hatte Daniel niemanden mehr geschlagen. Jemand zog ihm eine volle Bierflasche über den Schädel, aber er spürte es nicht, und eine Minute später lagen sechs Männer auf dem Boden und bluteten, mit einer Ausnahme, aus Mund, Nase oder geplatzten Brauen. Die Ausnahme hing mit dem Gesicht nach unten über einem umgekippten Tisch, eine Schulter ausgekugelt, sodass der Arm schlaff an der Seite baumelte. Es war derselbe Arm, der vor Kurzem noch eine Bierflasche wie einen Knüppel geschwungen hatte. Hätte Daniel sich an die Schlägerei erinnern können, wäre ihm später vielleicht wieder eingefallen, dass er den Trümmerhaufen lange angeschaut und dann laut gesagt hatte, der Mann würde den Arm womöglich verlieren.

Über Weihnachten flog er für vier Tage in den Osten und dann wieder zurück. Bei der Schlägerei hatte keiner der Männer Daniels Namen gewusst. Der Polizei hatten sie nur erzählt, dass sie nichts erzählen konnten. Daniel zog unbehelligt von Baustelle zu Baustelle, von Job zu Job. Versuchte nicht zu trinken, trank dann aber doch. Wurde stiller und stiller. Er trank allein und machte einen Bogen um die Containersiedlungen. Ab und an ging er in eine billige Kneipe, um sich einen Kampf im Fernsehen anzusehen. Er redete mit den Leuten am Tresen, aber nur über die Kämpfe. Einige erkannten in ihm den ehemaligen Fighter. Er log sie an, bestellte noch ein, zwei Drinks und verschwand. In Schnapsläden kaufte er Bier und trank es in seinem Pick-up, manchmal wachte er dort im hellen Morgenlicht auf, die Batterie tot, die Knochen steif gefroren.

Ende März machte er sich auf den Heimweg. Im Pick-up lag nur der Matchsack mit seinen Klamotten. Das Schweißgerät stand krumm und schief hinter dem Heckfenster und schaute zu ihm rein. Am hinteren Ende der Ladefläche ein paar festgeschweißte Blechkisten, in denen er seine Werkzeuge und ein paar seines Vaters aufbewahrte. Laut Wetterbericht sollte von den Nordwest-Territorien ein Sturm aufziehen, der eine Woche wüten würde. Um ihm auszuweichen, fuhr Daniel in aller Frühe los. Wegen des Gewichts des Pick-ups kam er nur langsam voran, er verbrauchte viel Benzin und schluckte Pillen, um sich wach zu halten. Hundemüde und in stinkenden Klamotten überquerte er die Grenze zu Saskatchewan. Im Weiß sah er das Grenzschild nicht. Er konnte keine zwei Meter weit schauen und als die Scheibenwischer ruckelten und einfroren, musste er das Fenster öffnen und den Kopf rausstecken. Eis klebte an seinen Brauen, den Haaren, die Augen tränten, und er wischte sie sich unaufhörlich. Er fuhr und fuhr und fuhr, dann war die Straße mit einem Mal wieder da, die Wolken verzogen sich, darüber blauer Himmel. Ein seltsamer Nebel klebte über eine Meile an seinen Hinterreifen und Daniel fuhr schneller und schaute immer wieder in den Rückspiegel, und dann war der Nebel verschwunden.

Zweiundzwanzig

Der Frühling hielt nicht lange an. Schon Ende Mai ließ sich der Sommer heiß auf dem ganzen Land nieder. Es regnete kaum. Flüsse trockneten zu behäbigen Rinnsalen aus, und die Pegelmarkierungen aus dem Vorjahr lagen mehr als dreißig Zentimeter über den flachen Wellen in der Bucht. Die Ernte musste zu früh eingefahren werden, die jungen Blätter der Bäume färbten sich braun und verschrumpelten wie Papier neben einem Feuer. Vom Westen her stiegen Rauchfahnen auf, dann waren sie fort und später wieder da. An einer zum Strand führenden Landstraße stand ein Schild mit einem mehrfarbigen Halbkreis und einem Pfeil, mit dem die Gemeinde die jeweilige Gefahrenstufe für Waldbrände anzeigte und offenes Feuer verbot. Gegen Ende des Monats entdeckten ein paar Kids aus der Stadt das Schild, und einige Autofahrer sahen es brennen. Das Schild kam weg.

Sie machten sich am frühen Vormittag auf den Weg zum Häuschen und ließen die Autofenster geschlossen, bis sie die Asphaltstraße erreicht hatten. Dann öffneten sie beide Fenster und ließen sie auch bei böigem Wind unten. Daniel fuhr, und Sarah drehte sich immer wieder zu Madelyn um. Das Mädchen saß still und ruhig da, während ihm das Haar um den Kopf wirbelte und nur gelegentlich Augen, Nase oder Ohren aufblitzten. Sie nahmen die Straße Richtung Norden, umfuhren die Stadt und erreichten bald eine einspurige Landstraße mit ausgebleichtem, rissigem Asphalt. Betonbrücken, die sie über Sumpfland führten, über schilfige Untiefen und in der Mittagssonne funkelnde Gewässer. Schiffe fuhren vorbei, die Segel gerafft, einige angetrieben von einem Motor oder der Strömung, andere leicht schaukelnd auf den windstillen Kanälen.

Eine Viertelstunde später passierten sie Abzweigungen zu kleinen Ortschaften und Dörfern. Daniel zog auf die rechte Spur und nahm die kurvige Abfahrt zur schmalen Uferstraße. Den Umweg hatten sie morgens halbherzig eingeplant. Gegenüber dem See zweigten Straßen ab, einige von dichten Bäumen überschattet, andere nicht viel breiter als ein Pfad.

»Warum ist es zu Granpa so weit?«, fragte das Mädchen.

»Weil er hier geboren wurde«, sagte Daniel.

Er blickte kurz über seine Schulter. Madelyn hatte ein Baseballcap aufgesetzt, aber ihr Haar wirbelte immer noch umher. Er hatte vergessen, dass er ihr das uralte, zerbeulte Ding geschenkt hatte.

»Willst du nicht hin, Madelyn?«, fragte er. »Wir müssen nicht.«

»Oh, doch«, sagte Sarah.

Um ihre Haare zu bändigen, hatte sie sich die Sonnenbrille auf den Kopf geschoben, und sie trug Tanktop und Shorts, die viel Bein zeigten. Ihre Sandalen lagen unter dem Sitz, die nackten Füße hielt sie überkreuzt, eine Ferse auf der Fußmatte. Winzige Schweißperlen auf ihrem Nacken.

»Ich möchte wirklich«, sagte Madelyn.

Daniel nickte.

»Wir bleiben nicht lange«, sagte er, den Blick auf die Straße gerichtet. Sie fuhren schnell, Bäume zu beiden Seiten. In Sarahs offenem Fenster verfing sich die Spitze eines langen Asts. Als er zurückschnappte, riss ein Blatt ab und fiel auf ihren Schoß. Sie kaute an ihren Nägeln.

Der Stein stand im Schatten einer Eiche. Ausgeblichen von den Jahren in Regen, Sonne und Frost. Eingraviert waren sein Name, das Jahr der Geburt und des Todes und ein kleines Keltenkreuz, gleich unter der abgerundeten oberen Kante. Die Kirche hatte ihn nicht auf ihrem Grund begraben wollen, aber Sarah hatte keine Ruhe gegeben, bis man es erlaubt hatte. In seinen letzten Jahren hatte der Mann mit Religion nicht viel am Hut gehabt, aber er hatte ein silbernes Kreuz getragen wie das auf dem Stein. Er hatte es getragen, weil Daniels Mutter es ihm kurz vor Daniels Geburt geschenkt hatte. Sie hatte es in Wales gekauft und segnen lassen und es um seinen dicken Hals gehängt, als er vornübergesackt in einem Sessel den Schlaf der Betrunkenen schlief. Jetzt trug Daniel das Silberkreuz und nahm es nur ab, wenn er einen Ring oder Cage betrat und der Cutman es für ihn in der Brusttasche verwahrte.

Außer ihnen war niemand auf dem Friedhof. Zu dritt standen sie vor dem Stein, Madelyn trat näher, legte eine Hand darauf, dann kniete sie im Gras nieder, faltete die Hände im Schoß und flüsterte dem Stein etwas zu. Das Blut wich aus Daniels Gesicht. Sarah wollte zu dem Mädchen gehen, aber Daniel hielt sie an der Schulter zurück, und sie drehte sich zu ihm um. Bald stand Madelyn auf, sagte Auf Wiedersehen und ging vom Grab weg. Stellte sich neben ihren Vater. Da er nicht wusste, was er von der Sache halten sollte, beugte er sich nur vor und küsste das Mädchen auf den Kopf. Sarah schaute zum Stein und sprach ein Gebet. Es war kurz.

»Darf ich rumlaufen?«, fragte Madelyn.

Sie sagten ja. Das Mädchen ließ sie allein.

Daniel starrte lange auf den Stein. Sagte nichts. Sah sich häufig nach seiner Tochter um, entdeckte sie weiter hinten zwischen den Reihen und schaute wieder zum Grab. Sarah legte eine Hand auf seinen Nacken, hielt ihn kurz fest und ließ wieder los. Die Knöchel seiner Fäuste auf die Hüften gestützt, senkte er den Kopf. Wischte sich mit einem Ärmel über die Stirn. Dann blickte er auf.

»Fahren wir«, sagte er.

Daniel setzte sich in Bewegung und wartete nicht auf Sarah. Überquerte den Friedhof in Madelyns Richtung. Kam an Reihen von Grabsteinen vorbei. Keiner übermäßig groß. Es waren die Gräber von Einwanderern aus England, Irland und Schottland, von Holländern und Deutschen, dazu ein paar französische Namen auf den Steinen der Métis und Quebecer, die den Sankt-Lorenz-Strom hinaufgefahren waren, um hier zu leben und zu sterben. Einige standen gerade wie Nägel, die ein Zimmerer in eine Planke geschlagen hatte. Andere waren von wilden Tieren, der Zeit oder unterirdischen Baumwurzeln umgestoßen worden. Einige Gräber hatte man ausgehoben, lange bevor die großen Eichen oder Zedern Wurzeln getrieben hatten. Andere waren etliche Jahrzehnte älter. Und alles war umringt von dichtem, lichtlosem Wald, der sich unter Wind oder Schnee bog, stellenweise zerfiel, auf der Erde landete und wieder nachwuchs.

Das Mädchen hatte drei flache, in ein Rasenstück eingebettete Steine entdeckt. Die Namen darauf fast verwittert.

»Die liegen alle da drin«, sagte sie. »Die ganze Familie.«

Daniel beugte sich vor, um die Namen zu entziffern. Nickte einmal.

»Wo wurde Granma begraben?«

Er schaute weiter auf die Steine.

»Keine Ahnung.«

Das Mädchen wartete darauf, dass er ihr davon erzählte. Er tat es nicht.

Irgendwann richtete er sich auf und schaute in Sarahs Richtung. Sie war noch beim Grab seines Vaters, kniete nun auf dem Boden, wie ihre Tochter es getan hatte.

»Du gehst zum Auto«, sagte er. »Ich hol sie ab.«

Er ging zum Grab. Kam näher, aber Sarah hörte ihn nicht. Ihr Gesicht war nur Zentimeter vom Stein entfernt, und man hörte sie flüstern. Sie atmete schwer. Daniel beobachtete sie lange und sagte nichts. Sie schaute nur einmal hoch. Über das Grab hinweg auf den Friedhof, die verwitterten Steine, das verbrannte Gras. Er konnte ihr Gesicht nicht sehen. Sie senkte den Kopf, sagte noch ein paar Worte, dann drehte sie sich um, und ihre Augen waren rot. Seine Anwesenheit schien sie zu überraschen. Sie legte eine Hand auf den Boden und kam auf ein Knie, stand auf, küsste zwei Fingerkuppen und drückte sie oben auf den Stein. Sie trat vom Grab weg, nahm Daniels Hand und führte ihn vom Friedhof.

Dreiundzwanzig

Das Häuschen stand auf einer Lichtung, etwa dreihundert Meter vom See entfernt. Gebaut aus Holz und Ziegeln, blickte es auf einen sanften Abhang mit lehmigem Boden und Wildgras. Kurz vor dem See ging das Land in Felsen über. Am Ufer zog sich ein Felsvorsprung entlang. Auf dem Granit standen vier Liegestühle in einem weiten Halbkreis, rundherum jede Menge Platz. Hohe Kiefernreihen rahmten das Grundstück ein, und im Wasser sah man keine Schilder, Boote oder Schwimmer. Hinten in der Bucht brachen sich Wellen am klippenreichen Ufer der schmalen Halbinsel. Von der Straße aus ließ sich das einsame Gebäude nur erahnen, wenn vom Wald Rauch aufstieg, wo ein Schornstein stehen mochte.

Im Häuschen packte Sarah ihre Tasche aus. Madelyns Bett stand in einem umgebauten Schuppen, sie hatte ihre Sachen schon in den Schrank geräumt und mit einer alten Blechdose Spinnen vor die Tür gesetzt. Daniel war noch nicht drinnen gewesen. Er stand auf dem Felsvorsprung und blickte zum Haus hoch. Die Fenster an einer Seite zeigten zum See, die Vorhänge waren aufgezogen. Dahinter die Umrisse von Sarah und Ella, die von einem Zimmer ins andere gingen. Madelyn verließ den Schuppen und lief ins Haus. Daniel schaute sich auf der Lichtung um. Sah nur einen Holzschuppen und weiter hinten, am Rand des Waldes, einen Hackklotz. Etwa hundert Meter vor dem Haus eine Feuerstelle, mit Ziegelsteinen grob eingesäumt. Daniel entdeckte den Weg zwischen den Bäumen, auf dem sie die Lichtung erreicht hatten, und am anderen Ende des Grundstücks einen zweiten, der hinaus aufs Land führte. Er spuckte auf den Boden und schaute zum See. Unterhalb des Felsvorsprungs konnte er bis auf den steinigen Grund blicken, auf den schwarzen Schlamm, wo Schilfgras wuchs und im Rhythmus der Strömung schlingerte.

Am Morgen war nur das Mädchen wach. Nach Sonnenaufgang war sie unten beim Wasser gewesen und hatte sich gewaschen, bevor sie ins Haus zurückgekehrt war, um aufs Klo zu gehen. Ella wachte als Nächste auf und ging in die Küche. Sarah gab komische Geräusche von sich und setzte sich ruckartig auf wie ein Feldbett, das unvermittelt zusammenklappt. Sie stieß Daniel an, aber er rührte sich nicht. Zog die Decke weg, rollte sich auf ihn und drückte die Ellbogen in seinen Bauch, die Brust. Er lächelte, bewegte sich aber nicht, deshalb gab sie es auf und ließ ihn im Bett zurück. Im anderen Zimmer hatte Murray die Nacht allein verbracht, und er lag da und schnarchte, wobei sich seine fassförmige Brust hob und senkte, die gegerbten Hände über dem Ranzen gefaltet.

Beim Frühstück starrte Madelyn den alten Mann über den Tisch hinweg an. Er war in seiner Jeans vom Vortag und dem vom Schlaf zerknitterten Unterhemd aus dem Zimmer gekommen. Hatte gegähnt und nach dem Kaffeebecher gegriffen. Sie versuchte, nicht über seinen Zustand zu lachen, der sich erst besserte, als das Essen kam. Daniel und Sarah trugen Toast und Butter rein und stellten vor jedem Platz einen Teller hin. Sie setzten sich und Ella brachte eine Platte mit Eiern und Speck. Klagte über den Herd und die Arbeitsplatte. Der alte Mann lehnte sich in seinem Stuhl zurück und starrte das Mädchen ebenfalls an. Sie bedachte ihn mit einem Blick, als wäre er ein Käfer in einem Glas.

»Mit der da stimmt was nicht«, sagte er und zeigte mit der Gabel auf sie.

Die beiden Männer und das Mädchen marschierten auf einem Trampelpfad landeinwärts. Die Angelruten über der Schulter ging

Murray voran. Daniel folgte. Madelyn zog den Handkarren mit dem Proviant hinter sich her. Vorne eine Kühlbox mit Getränken und belegten Broten. Hinten eine zweite für ihren Fang. Haken und Köder daneben. Bald erreichten sie eine Lichtung mit Präriegras und einem schmalen Fluss, der schnell zwischen den Bäumen verschwand und dahinter in einen See mündete. In Ufernähe hielten sie an, und Madelyn schob den Karren auf eine Stelle mit hohem Gras, damit er nicht wegrollen konnte. In der Nähe der Lichtung ein anhaltendes Tosen. Ein Stück flussaufwärts ein Wasserfall, der sich an vorspringenden Felsenstufen brach. Wo das reißende Wasser auf grobe Steine traf, stoben feine Tropfen auf, die die Sonne einfingen und die Luft färbten. Unter dem Wasserfall schäumte weiße Gischt und trieb über blank polierte Kiesel gen Süden.

»Weiter«, rief Murray. »Die Stelle ist gleich da vorne.«

Madelyn bugsierte den Karren auf einen vorspringenden Felsen, knapp einen Meter über der Wasseroberfläche. Die Kiefern am Ufer gegenüber fingen die späte Nachmittagssonne fast vollständig ab, und das Gras strich kühl über ihre Knöchel und Schienbeine, als sie ihr Lager errichteten. Murray nahm Madelyns Angelrute, kürzte die Schnur und befestigte einen neuen Haken und Bleigewichte. Er zeigte ihr, wie man die Schnur seitlich auswarf, und sie brauchte nur zwei, drei Anläufe, um den Haken weit in die Flussströmung zu schleudern. Daniel legte eine Hand auf ihre Schulter, und sie schaute ihn komisch an, bevor sie die Schnur hektisch einholte und erneut auswarf.

Als sich die Rute zum ersten Mal bog, machte das Mädchen einen Satz, ließ aber nicht los. Beim zweiten Ruck zog sie die Rute nach hinten und begann, Schnur einzuholen. Daniel legte eine Hand auf ihre, um ihr zu bedeuten, die Kurbel in Ruhe zu lassen. Dann hielt er die Rute weiter oben fest und prüfte die Spannung.

»Wir müssen die Schnur etwas laufen lassen«, sagte er. »Sonst reißt sie.«

Madelyn starrte auf die straff gespannte Schnur und stemmte ihre Absätze in den Boden. Daniel sagte, sie solle den Bügel aufmachen, und Schnur schoss von der Angelrolle. Madelyn schaute ihr hinterher.

»Halt den Griff richtig fest und fang erst an zu kurbeln, wenn ich jetzt sage.«

Er streckte eine Hand aus, um die Rute zu nehmen, falls Madelyn sie losließ. Sie schlug nach seiner Hand und umklammerte die Rute sofort wieder.

»Ich kann das allein«, sagte sie.

»Okay.«

Daniel drehte sich um. Murray saß auf einer Kühlbox und lachte, eine Dose Bier in der Hand. Das Mädchen hatte die Zunge leicht vorgeschoben und biss darauf. Die Schnur spulte immer noch ab.

»Jetzt«, sagte Daniel. »Kurbeln.«

Madelyn drehte die Kurbel, der Bügel schnappte zu, und die Schnur schoss aus dem Wasser und straffte sich. Die Rute bog sich immer weiter, aber das Mädchen ließ nicht los.

»Halt das Ding gut fest. Der Fisch darf ruhig noch ziehen. Gib ihm nur nicht zu viel Schnur. Mach es ihm richtig schwer.«

Und das tat Madelyn. Sie hielt den Griff der Angelrolle fest, ließ die Kurbel zurückschnellen und holte erneut ein Stück Schnur ein. Daniel hatte ein paar Schritte nach hinten gemacht, damit sie genug Platz hatte.

»Hast du das Gefühl, er gibt langsam auf?«

»Weiß nicht«, sagte das Mädchen.

Die Schnur schnitt durchs Wasser. Erschlaffte leicht, sobald der Fisch nach oben schwamm oder sich dem Ufer näherte, und spannte sich wieder, wenn er bockte. Madelyn hielt und hielt und hielt und mit jeder Minute wurde der Zug an der Rute schwächer. Das Mädchen arbeitete konzentriert und holte die Schnur langsam ein. Stellte sich so geschickt an, als hätte sie nie etwas anderes getan.

Wie ein Phantom tauchte der Fisch im flachen Wasser auf. Zappelte auf dem letzten Flussmeter wie wild. Kleine Kreise stiegen an die Oberfläche, breiteten sich wellenförmig aus, wurden schwächer und verschwanden. Madelyn kurbelte weiter und schrie, als der Fisch aus dem Wasser schoss. Er wand sich in der Luft, und die Sonne verfing sich in seinem Schuppenpanzer. Außerhalb des Wassers schien er mehr zu wiegen, und jetzt half Daniel, ihn hochzuhieven, aber viel musste er nicht tun. Murray hatte sein Bier kurz abgestellt und einen Kescher geholt. Er gab ihn Daniel und trat einen Schritt zurück. Daniel ging mit dem Kescher ans Ufer. Madelyn kurbelte weiter, Schweißperlen auf ihren sommersprossigen Schläfen. Sie zog den am Haken zappelnden Fisch hoch. Als er gut einen Meter über dem Wasser war, ging Murray um das Mädchen herum und passte auf, dass sich die Angel nicht an dem vorspringenden Felsen verfing, während Madelyn sie weit oben hielt und vom Ufer wegtrat. Daniel stand mit dem Kescher parat.

Er kescherte den Fisch, trug ihn an Land und legte ihn aufs Gras. Ein fünf Pfund schwerer Hecht mit einem Haken im Maul, und dennoch trommelte er wie verrückt mit der Schwanzflosse auf den Boden. Schnappte nach Luft. Daniel ging in die Knie, langte in den Kescher und packte das Tier.

»Okay«, sagte er.

Madelyn kam in dem Moment näher, als der Hecht seine Zähne zeigte. Daniel legte den Fisch ab, griff in seine Gesäßtasche, zog eine Spitzzange raus und knipste die Schnur durch. Warf das Werkzeug ins Gras.

»Der ist erledigt«, sagte Murray.

Daniel nickte.

Madelyn hockte sich hin. Berührte den Hecht einmal mit der Fingerkuppe.

»Was machen wir jetzt mit ihm?«, fragte sie.

»Selbst wenn wir's wollten, ins Wasser können wir ihn nicht wieder werfen«, sagte Daniel.

»Essen wir ihn?«

»Ist dein Fang. Du musst ihn selbst ausnehmen.«

Madelyn überlegte.

»Zeigst du mir, wie's geht?«

»Okay«, sagte Daniel. »Aber jetzt bring mir erst mal die Kühlbox.«

Das Mädchen nickte und sprang auf. Daniel wartete, bis es ein paar Schritte entfernt war, bevor er mit der Faust auf den Kopf des Hechts schlug und der Fisch leblos liegen blieb. Dann schob Daniel den Haken durch das Fleisch, nahm die Zange und zog das Metall mitsamt der zehn Zentimeter langen schleimigen Schnur raus.

Die Sonne stand tief über den Bäumen, als sie sich auf den Rückweg machten. Daniel und Murray gingen mit den Angelruten voran, während Madelyn den Karren über Steine und lehmigen Boden zog und die Köderdosen klappernd gegen das Metall schlugen. Auf dem Deckel einer Kühlbox klebten Fischeingeweide. In der Box der Fang, zwei Schwarzbarsche und Madelyns Hecht. Ein Barsch lebte noch, und wenn das Mädchen anhielt, um den Handgriff anders zu fassen, hörte es ihn in dem Flusswasser zappeln, mit dem sie die Kühlbox gefüllt hatten. Nachdem sie die Innereien der beiden anderen Fische im Wasser versenkt hatte, hatte sie ihre Hände gewaschen, die waren jetzt zwar trocken, aber noch schmutzig.

Sarah und Ella saßen in der Nähe des Seeufers auf Stühlen, Getränke auf den Armlehnen. Sie trugen ärmellose Tops und unterhielten sich, während sie die Fersen ihrer nackten Füße in den Sand bohrten. Sie verstummten und Sarah setzte sich auf. Madelyn rief nach ihr und sie winkte. Sarah drehte sich noch einmal zu Ella und flüsterte ihr etwas zu. Dann stand sie auf und zog am Saum ihrer verknitterten Shorts. Sie half Ella hoch. Die ältere Frau ging zu Madelyn und dem Handkarren.

»Na, Missy, wie ist's gelaufen?«

»Gut«, sagte Madelyn. »Wir haben drei Fische gefangen.«

»Du ganz alleine?«

»Murray zwei. Ich den großen. Dad hat geholfen.«

»Sie hat das ganz alleine hingekriegt«, sagte Daniel. »Ich hab nichts gefangen.«

Ella nahm Murray und Daniel die Angeln ab. Drückte Daniels Handballen und bat Madelyn, ihr den Fang zu zeigen. Das Mädchen hob den Deckel der Box und fuchtelte mit den Händen herum, um Ella zu demonstrieren, wie sie es gemacht hatte. Murray stellte sich dazu und zog das Mädchen auf. Daniel beobachtete sie einen Moment lang, dann ging er zu seiner Frau und setzte sich auf den freien Stuhl. Sie schaute ihn kurz an und nahm einen tiefen Zug aus ihrem Glas. Druckste herum.

»Was ist los?«, fragte er.

»Jemand von deiner Arbeit hat angerufen«, sagte sie.

Die anderen saßen draußen, während Daniel vom angegilbten Wandapparat in der Küche aus telefonierte. Murray hatte Madelyn zu überreden versucht, in einer seit Jahren stillgelegten Grube nach Pfeilschwanzkrebsen zu suchen. Das Mädchen wollte nicht. Es saß neben dem alten Mann und lauschte. Daniel sagte etwas, dann dauerte es eine ganze Weile, bis er erneut sprach.

»Klar«, sagte er. »Jep.«

Wieder Stille. Ein Stuhl knarrte auf dem Holzboden.

»Sicher tun Sie das«, sagte er. Wenige Sekunden später klackte der Hörer auf die Gabel.

Er kam nicht nach draußen, deshalb stand Sarah auf und ging rein. Er saß am Küchentisch, schaute in ihre Richtung. Müde Augen und eine müde Seele dahinter. Er saß regungslos da, dann verschränkte er die Arme und atmete laut aus. Sarah stand neben ihm und strich mit den Fingerkuppen über die Härchen an seinem Nacken.

»Was ist?«, fragte sie.

»Sie haben keine Arbeit mehr für mich.«

»Von jetzt auf gleich? So springen die mit dir um?«

Er gab keine Antwort.

Sarah zog einen Stuhl heran. Setzte sich und beugte sich zu Daniel. Er blickte einmal zu ihr, dann starrte er blind auf die Wand. Sie legte beide Hände auf seinen Unterarm.

»Ist schon okay«, sagte sie.

Er nickte.

»Ich mein es wirklich so.«

Als er nichts erwiderte, stand sie auf, schob ihren Stuhl zurück und setzte sich seitlich auf seinen Schoß, die Arme um seine Schultern. Er hatte die Augen geschlossen. Sie drückte die Stirn gegen seine und lehnte sich wieder zurück. Er schaute sie an.

»Von so einem Scheiß lassen wir uns nicht unterkriegen«, sagte sie.

Er schüttelte den Kopf.

»Wir geben nicht auf.«

»Nein.«

»Sag es.«

»Ich geb nicht auf.«

Sie umarmte ihn, aber er erwiderte die Geste nur schwach, deshalb zog sie ihn fest an sich. Jetzt schlang er die Arme um sie und quetschte fast das Leben aus ihr heraus. Als wöge sie nichts, stand er mit ihr im Arm auf und setzte sie ab. Er ließ sie los, und seine rechte Hand lag noch einen Moment lang auf ihrer Taille, dann drehte er sich um und ging nach draußen. Er stand in der Tür, ließ sich von Murray ein Bier geben, bevor er mit schweren Schritten die Treppe runterstieg und zu seiner Tochter ging. Sie stand auf dem Rasen, war im Kreis gelaufen, und er legte einen Arm um sie und sprach so ernst mit ihr wie noch nie. So, wie er mit jedem anderen hier geredet hätte. Ihr Herz schlug auf Höhe seiner unteren Rippen. Daniel ließ sie los und ging allein zum Fluss. Exte das Bier im Gehen. Als er das Wasser erreichte, schleuderte er die Flasche in die Bucht, wo sie sich drehte und überschlug, auf die Oberfläche auftraf und stoppte. Die Flasche wippte einmal hoch, dann floss Wasser über ihren Rand. Der Hals versank, und das ganze Ding wurde in die Tiefe gezogen.

Daniel spürte, wie die Reifen des Pick-ups die Spurbegrenzung der Brücke streiften. Das Fenster schlug gegen seinen Hinterkopf, und er wollte einen Pullover dazwischenschieben, ließ es aber bleiben, damit das Glas seine Kopfhaut weiter kühlte. Er döste weg, schreckte sofort wieder hoch und stieß mit den Händen gegen das Polster und die Türverkleidung. Seine Nase war verstopft, und er atmete durch den Mund. Sarah behielt ihn im Rückspiegel im Blick. Madelyn saß auf dem Beifahrersitz und drehte sich alle paar Minuten zu ihm um.

»Was ist da vorne los?«, fragte er.

Sarah und das Mädchen schauten sich an.

»Bist du gerade nach links und rechts ausgeschert oder hab ich mir das bloß eingebildet?«

»Bin einem Stachelschwein ausgewichen«, sagte Sarah.

»Einem Brücken-Stachelschwein?«

Daniel richtete sich auf. So weit, wie er konnte. Seine Arme hingen einen Augenblick lang schlaff runter, dann legte er sie auf den Bauch. Blinzelte.

»Was ist mit Dad los?«, fragte Madelyn.

Sarah zog die Nase kraus und wechselte die Spur.

»'Ne Menge«, sagte sie.

Madelyn musterte ihren Vater.

»Alles in Ordnung?«, fragte sie.

Er zeigte mit dem Daumen nach oben. Dann schaute er aus dem Fenster, auf die rasche Aufeinanderfolge von Bäumen, Wasser und Straßen, alles war in Bewegung, aber nichts reichte aus, um ihn von dem abzulenken, was in seinem Kopf vorging.

Sarah beobachtete ihn immer noch im Rückspiegel.

»Was ist das Problem?«, fragte sie.

»Das siehst du doch«, sagte er. »Ich selber.«

Der Montagmorgen kam, er stand auf und begleitete Madelyn bis zur Schulbushaltestelle am Ende der Straße. Sie fragte, was er den Tag über machen würde. Ob er trainieren würde. Er sagte, er müsse Klinken putzen gehen und einen neuen Job finden. Das Mädchen kickte Steinchen weg, während sie sich der Haltestelle näherten.

»Wenn du wieder ins Gym gehst, darf ich dann mal mitkommen?«, fragte sie.

Er ging weiter.

»Früher hast du mir alles gezeigt, die Techniken und all das. Dann hast du einfach aufgehört.«

Daniel hob seine Fäuste, damit sie sich die Knöchel anschauen konnte. Die Narben, die knotigen Gelenke, die Knochensporne.

Sie blieb unbeeindruckt. Als der Bus auf der Straßenkuppe auftauchte, senkte Daniel die Hände und umarmte das Mädchen. Ließ es los.

»Wir reden später darüber«, sagte er.

Das Mädchen nickte. Der Bus hielt an, und die Tür ging auf. Madelyn stieg die Stufen hoch, und Daniel wäre ihr beinahe gefolgt und hätte sie aus dem Bus getragen und wieder mit nach Hause genommen. Er schob die Hände in die Hosentaschen und schaute zu, wie sich die Tür schloss. Als der Bus wegfuhr, wirbelte Staub um Daniels Füße. Sand in seiner Nase. Er spuckte auf den Asphalt und schaute dem Bus hinterher.

Vierundzwanzig

Im Trailer lagen vier Tote. Drei Brüder und ihr Cousin. Die letzten Mitglieder einer kleinen Hillbilly-Gang aus Dealern und Meth-Köchen, die sich Claytons neuen Plänen für die Gegend widersetzt hatten. Alle waren erschossen worden, mit Ausnahme des Größten. Ihm hatte Tarbell mit dem geklauten Jagdmesser die Kehle durchgeschnitten, sodass sein Kopf in einem grässlichen Winkel weggeknickt war, als sie ihn in den Wohnwagen geworfen hatten. Getötet hatten sie die Männer in der Senke vor dem Trailer, um den Kochvorgang darin nicht zu stören und sie allesamt in die Luft zu jagen. Wallace hatte alles mitgenommen, was nicht niet- und nagelfest gewesen war, und im Wagen verstaut. Er kehrte zum Trailer zurück und stieg rein. Tarbell stand neben den Leichen und pinkelte aufs Sofa. Einen Augenblick lang glaubte Wallace, er würde auch auf die toten Männer pissen, und das wäre endgültig zu viel für ihn gewesen. Tarbell und Wallace waren mit dem Blut des großen Hillbillys besudelt. Die Klinge hatte die Halsschlagader durchtrennt, sodass es ausgesehen hatte, als würde das gesamte Blut des Mannes den Körper durch den Schnitt verlassen.

Um sich wieder zu beruhigen, hatte Wallace lange am Waldrand gestanden. Dahinter die alte Hütte, wo sie sich über viele Jahre mit den Hillbillys getroffen hatten, selbst dann noch, als in diesem Teil des Landes nur noch wenige von ihnen übrig waren. Vor Jahrzehnten hatten sie hier Whiskey schwarz gebrannt, mehr nicht. In der Hütte standen noch ein paar Kolben und Kesselteile, voller Rost und Schimmel und längst unbrauchbar geworden. Sein Handy vibrierte in der Hosentasche. Bevor er es rausfischte, wollte er sich die Hände abwischen, aber an ihm war nicht ein sauberes Stück Stoff. Er zog das Handy raus und hinterließ blutige Abdrücke auf den Tasten.

»Wie ist es gelaufen?«, fragte Clayton.

»Wie bei einem Scheißflugzeugabsturz«, sagte Wallace.

»Was?«

»Ich hab von diesem Wichser langsam die Schnauze voll.«

Clayton fragte nur, ob alle bezahlt hätten. Sagte Wallace, er solle sich zusammenreißen. Dass es erst mal schlimmer werden müsste, bevor es besser würde, und sie, wenn alles vorbei wäre, in der Gegend für immer den Ton angeben würden. Er fragte, ob er sich noch auf den großen Mann verlassen könne.

»Für dich würde ich durchs Feuer gehen«, sagte Wallace. »Aber dieser Scheißer ist nicht du.«

Clayton sagte okay und Wallace legte auf.

Als sie den Trailer in die Luft jagten, gingen sie ähnlich subtil vor wie beim Abladen der Leichen. Wallace stopfte einen Lumpen in eine Flasche mit Lösungsmittel, stellte sich in die Senke, zündete den Stofffetzen an und schleuderte die Flasche weg. Sie flog in hohem Bogen und zerschellte an der Dachkante des Trailers. Setzte das halbe Ding in Flammen. Hätte er mit mehr Wucht geworfen, sie wäre abgedriftet und im Wald gelandet.

Sie rannten los, bevor das Feuer aufs Innere übergegriffen hatte. Weiter und immer weiter, bis sie nach Luft japsend stehen blieben. Selbst aus einer Viertelmeile Entfernung klang die Explosion, als schlüge ein Meteorit ein. Der Boden erzitterte, die Luft lud sich mit Hitze auf. Beim Auto angekommen, sahen sie eine schwarze Rauchsäule, die schnell und gerade zum Himmel aufstieg. Wallace schaute kurz hin und fing an, sich auszuziehen.

»Hey«, sagte er.

Tarbell drehte sich um. Starrte ungläubig auf die Spannweite des großen Mannes. Über Brust und Bauch dunkle Tinte auf brauner Haut, auf Schultern und Oberarmen große schwarze Flächen.

»Ausziehen«, sagte Wallace.

»Hä?«

Wallace hatte seine Klamotten und Schuhe in einen Müllsack gesteckt und trug nur noch Unterhose und Socken. Er warf den Sack über das Auto und dieser landete vor Tarbell auf dem Boden.

»Pack deine Scheißsachen da rein«, sagte Wallace. »Oder willst du wie ein lebender Albtraum durch die Stadt fahren?«

Tarbell zog Schuhe und Hose aus. Nahm seine Holster mitsamt den Pistolen ab und legte sie neben Wallaces Waffe auf die Motorhaube. Das Jagdmesser obendrauf. Er knöpfte sein Hemd auf und schüttelte es ab. Wallace hatte genug gesehen und drehte sich um, als der Blonde seine Sachen in den Müllsack stopfte.

Fünfundzwanzig

Jeden Tag brachte er Sarah mit dem Pick-up zur Arbeit und fuhr dann durch die Stadt. Einige Häuser waren instand gesetzt worden, andere rotteten vor sich hin. Neue Straßen und Siedlungen in den höher gelegenen Stadtteilen. Das Flusstal, wo man die Leiche eines Mädchens gefunden hatte. Die schuttbedeckte Landzunge in der Nähe der Docks, wo früher ein Getreidesilo gestanden hatte. Malls und Megamärkte am westlichen Ende der Stadt, wo früher der Wald gewesen war, in dem er geradelt und gerannt war. Ganze Universen, die er sich als Junge ausgedacht hatte, waren zugepflastert und in öde Betonflächen verwandelt worden. Er fuhr vorbei, der Beifahrersitz halb begraben unter Lebensläufen, ausgefüllten Bewerbungsbögen und der Krawatte, die seine Frau für ihn gebunden hatte, obwohl ihr klar war, dass er sie niemals tragen würde. Vor Baustellen und Fabriken stellte Daniel den Wagen auf fast leere Parkplätze und ging in die Büros, um seine Papiere abzugeben. Sekretärinnen und Vorarbeiter nahmen sie entgegen, als wären sie die Kritzeleien eines Kindes. Wann immer sich eine Möglichkeit ergab, schüttelte er eine Hand. Falls sie seine denn nahmen. Einige reagierten, als stünde sie unter Strom. Alle sahen die Narben in seinem Gesicht. Jeden Tag nahm er die kurvenreiche Straße am südlichen Seeufer, bis er zu Fabriken kam mit geschwärzten oder vernagelten Fenstern und zerfetzten Fahnen an den Masten davor. Dort fuhr er von der Straße runter, lenkte den Wagen auf den Bordstein und parkte am Fuß einer kaputten Betonmole. Stieg aus, setzte sich ans Ende der Mole, ließ die Beine hängen und schaute dem Branden und Wogen des graublauen Wassers zu.

An einem Donnerstagmorgen wachte Daniel verkatert auf und versuchte, sich mit Kaffee fit zu kriegen, während er Sarah zur Schicht fuhr. Auf der Fahrt redete Sarah wenig, weil sie sich, wie Daniel vermutete, über seinen Zustand ärgerte. Kurz vor der Stadt stellte sie das Radio leise.

»Gestern hab ich es in deiner Wäscheschublade rattern hören«, sagte sie.

»Hä?«

»Ich hab die sauberen Sachen reingelegt und ein Handy gefunden. Rate mal, wer angerufen hat.«

Daniel gähnte in die Beuge seines Ellbogens. Schaute zu Sarah.

»Du hast gesehen, dass ich nicht mehr rangegangen bin, seit ich vergessen hab, dass es da überhaupt liegt?«

Sie nickte.

»Ist der einzige Grund, warum du noch atmest, Schatz«, sagte sie. »Und das Ding hab ich weggeschmissen.«

Eine Ampel sprang auf Rot, und Daniel drosselte das Tempo. Als der Pick-up stand, schaute er erneut zu Sarah.

»Ich mach da nie wieder mit«, sagte er.

Sarah musterte ihn aus schmalen Augen. Beugte sich zu ihm und küsste ihn fest auf den Mund. Er legte seine Stirn an ihre und spielte mit Daumen und Zeigefinger an ihrem Ohrläppchen. So saßen sie da, bis das Auto hinter ihnen hupte.

Er kam mit Sparring-Ausrüstung ins Gym, die Beine nach dem Lauf über harte Schotterpisten und Feldwege bereits warm. Jung Woo sprang mit ihm ein paar Minuten lang Seil, der Ausschnitt seines T-Shirts war schweißnass, und die grau melierten Haare klebten dem Koreaner am Kopf. Sie kämpften auf der Matte und Daniel kontrollierte das Geschehen aus Jung Woos Guard-Position heraus, die kräftigen Beine auf beiden Seiten des Gegners, die

Hüften immer in Bewegung, während Jung Woo Daniels Handgelenke umklammerte und nach einer Möglichkeit suchte, ihn zu sweepen. Daniel feuerte die Fäuste in den Vier-Unzen-Handschuhen ab und versuchte, sich aus Jung Woos Guard zu befreien und in die Side Control oder Mount-Position zu gelangen. Er machte Fehler. Konnte es nicht verhindern, dass Jung Woo einen Seitenstreckhebel ansetzte, indem er ein Bein über Daniels Gesicht, das andere über seine Brust legte und seinen Arm entgegen der Krümmung des Ellbogens nach hinten zog. Wenn Daniel Schläge austeilte und die Arme nicht rechtzeitig zurückzog, setzte Jung Woo einen Triangle-Choke an, indem er die rechte Wade unter Daniels Nacken schob, den Fußknöchel unter das eigene linke Knie hakte und Daniels Kopf nach unten drückte, bis dieser blau anlief. Immer wieder musste Daniel abklopfen, aber einmal tat er es nicht, und die Welt um ihn herum wurde dunkel und still, aber kurz bevor er das Bewusstsein verlor, löste Jung Woo die Beinklammer. Daniel kniete keuchend auf der Matte. Eine Ader war an seiner Stirn hervorgetreten. Jung Woo hockte vor ihm und schüttelte den Zeigefinger.

»Nächstes Mal abklopfen. Oder du bist weg.«

Daniel schaute zu ihm hoch. Nie zuvor hatte er den Mann wütend gesehen. Daniel krächzte ein Okay und nickte, während er, den Kopf auf Schulterhöhe, seine Knie umschlang und nach Luft japste.

Beim Sparring prügelte er Jung Woo durch den Ring. Seine Beinarbeit verbesserte sich von Tag zu Tag, er war schneller als Jung Woo, schnitt ihm den Weg ab und schlug auf ihn ein. Kassierte er selbst einen Treffer, schien er es nicht mal zu merken. Er hielt die Fäuste oben, das Kinn unten und teilte kraftvoll aus. Ihm gelangen Schläge, die er für unmöglich gehalten hatte. Jung Woo versuchte es mit Kicks, aber Daniel parierte sie unten und hämmerte das Schienbein gegen Jung Woos Handschuh und Unterarm. Jung Woo sprang zurück und grinste unter dem schwarzen Mundschutz. In den Ringecken lagen sie im Clinch, Daniel verschränkte die Hände hinter dem Nacken des Koreaners und drückte die Ellbogen zusammen, bis Jung Woo jeden Widerstand aufgab, dann bewegte Daniel sich rasch zur Seite, warf Jung Woo auf die Matte und zog ihn in eine Position, in der er ihn mit Kniestößen hätte fertigmachen können, wenn er es darauf angelegt hätte. Die Takedown-Versuche des Gegners blockte er ab, er hakte die Arme unter Jung Woos Achseln, zog den Mann hoch und stieß ihn weg, um ihm mit Schlägen zuzusetzen. Nach ein paar Wochen winkte Jung Woo immer öfter ab und schickte andere Männer zu Daniel in den Ring. Ohne Pausen zwischen den Runden trat er gegen junge Kämpfer an, die nach seinen Beinen tauchten und den Ex-Fighter mit hinterhältigen Schlägen attackierten. Doch Daniel behielt die Oberhand.

Aktive Fighter kamen ins Gym, um mit Jasper und Jung Woo zu trainieren oder am späten Nachmittag mit ihnen zu sparren. Betraten sie die Halle, sahen sie, wie ein Ex-Fighter die Scheiße aus ihren Trainingspartnern, Teamkollegen und Trainern rausprügelte. Einige von ihnen wussten von Daniels Vergangenheit und stellten sich neben den Ring und beobachteten ihn. Nicht wenige riefen ihm zu, er solle weiterkämpfen. Ein paar kamen sogar früher, um sich mit ihm beim Sparring zu messen. Die Minuten im Ring bezahlten sie mit blauen Flecken und zerbeulten Schienbeinen. Bei besonders schlimmen Attacken wurde Daniel ganz ruhig und wich nur selten aus. Die anderen Fighter sprangen neben dem Ring Seil, den hungrigen Blick fest auf Daniel gerichtet. Sie nickten, wenn sie eine raffinierte Aktion sahen, und fluchten leise, während ihre Füße über die Matte tanzten.

An einem Nachmittag schaute ein halbes Dutzend Männer zu, wie Daniel einen von ihnen auseinandernahm, als sich ein weiterer Fighter zu ihnen stellte. Eins fünfundneunzig, Schultern wie das Joch eines Ochsenkarrens. Plattnasig, katzenäugig, kurz geschorener, riesiger Kopf. Unter den Augen ein Spinnennetz aus Narben. Als Jugendlicher hatte er sich als Ringer ausprobiert, war in den Norden gegangen, hatte in Montreal geboxt und war von Gym zu Gym gezogen, wo er Kampferfahrung gesammelt, seine Technik verbessert und seine Waffen geschärft hatte. Jasper gefiel sein Kampfstil. Jung Woo gefiel der Mann überhaupt nicht. Trotzdem trainierte er mit ihm auf dem Boden und trug als Andenken eine Beule am Hinterkopf davon.

Der große Mann stand neben dem Ring, während Daniel zwei Streifschläge kassierte, konterte und seinen Sparringspartner so hart auf die Bretter schickte, dass die Ringseile von der Wucht des aufprallenden Hinterns erzitterten. Mit erhobenen Fäusten tänzelte Daniel zurück und wartete, bis der Gegner aufgestanden war. Der Mann schüttelte den Kopf und ging erneut auf Daniel los. Wenige Sekunden später saß er wieder auf dem Boden. Der große Fighter vor dem Ring hatte Daniels Gegner beim Sparring nur ein einziges Mal auf die Bretter geschickt. Er klopfte dem Mann vor sich auf die Schulter.

»Hey«, sagte er.

Der andere drehte sich mit finsterem Blick um, aber als er sah, wer hinter ihm stand, setzte er schnell eine andere Miene auf.

»Johnson. Was gibt's?«

Der große Fighter nickte mit dem Kinn in Richtung Ring.

»Wer zum Teufel ist das?«

Sechsundzwanzig

Hinter dem von einer Kerze erleuchteten Küchenfenster sah er den Umriss ihres Kopfs. Falls sie den Pick-up gehört hatte, ließ sie es sich nicht anmerken. Sie hob eine Hand an den Mund, Glut flammte auf. Sie sog den Rauch tief ein und stieß ihn langsam wieder aus. Daniel stieg schnell die Treppe rauf. Die Haustür stand offen, auch das Fliegengitter war nicht verschlossen. Er trat ein, ließ seine Tasche auf den Flurläufer fallen und ging in Schuhen in die Küche. Sarah drehte sich nicht zu ihm um. Rauchte weiter. Daniel setzte sich ihr gegenüber an den Tisch. Ihre Augen waren gerötet. Auf den schönen Wangen kaum sichtbare Spuren getrockneter Tränen.

»Was ist los?«, fragte er.

Sie gab keine Antwort. Starrte ihn über den Tisch hinweg nur an. Schien die neuen Verletzungen in seinem Gesicht zu erfassen, die Schrammen und Schwellungen an Augen und Kinn.

Auf dem Tisch stand eine offene Flasche Rotwein, die Menge auf dem dicken Boden vielleicht noch für ein Glas ausreichend. Daniel griff nach Sarahs halb vollem Glas und nippte daran. Am Rand der Geschmack ihres Lipgloss, im Wein der beißende Geschmack von Gras. Er schob es ihr wieder hin und sie blickte kurz darauf und schaute ihn müde an. Daniel kippelte mit dem Stuhl zurück und öffnete die Kühlschranktür. Langte hinein und zog drei Bierflaschen raus. Schloss die Tür und verlagerte das Gewicht nach vorne, bis die Stuhlbeine wieder den Boden berührten.

»Wie viel von dem Scheiß hast du geraucht?«, fragte er.

Sie lächelte vielleicht eine halbe Sekunde lang. Reichte ihm den Joint. Er zog einmal daran und gab ihn zurück. Hustete laut in die Beuge seines Ellbogens.

Schweigend saßen sie da. Tranken. Sarah nahm noch ein paar Züge, stand dann auf, drückte den Joint in der Spüle aus und setzte sich wieder an den Tisch. Fasste die Haare im Nacken zusammen und band sie zum Pferdeschwanz. Bückte sich dann und wühlte in ihrer auf dem Boden liegenden Handtasche. Als sie wieder hochkam, hatte sie einen aufgerissenen Briefumschlag in der Hand. Sie rieb sich die Augen, legte den Umschlag auf den Tisch und schob ihn zu Daniel. Schaute dann an die Decke.

Er stellte sein Bier ab und nahm den Umschlag. Zog den Brief raus und faltete ihn vorsichtig auseinander. Las ihn. Als er fertig war, steckte er den Zettel wieder in den Umschlag und wog ihn kurz in der Hand. Dann schob er ihn zu Sarah zurück. Sie ließ ihn vor sich auf dem Tisch liegen.

»Du wirst auf diese Schule gehen, Sarah«, sagte er.

Sie schüttelte den Kopf und fuhr mit einem Fingerknöchel unter einem Auge entlang.

»Hast du gesehen, was das kostet?«

»Der Staat vergibt für so was Darlehen.«

»Ich kann die Arbeit nicht so lange aufgeben. Wenn was schiefläuft, sind wir am Ende.«

Daniel stand auf und schob seinen Stuhl neben ihren. Setzte sich und legte einen Arm um sie. Sarah machte sich steif, aber er ließ sie nicht los.

»Es ist das, was du willst, oder?«, fragte er.

»Es gab andere Sachen, die ich wollte und nicht bekommen hab. Und es wird nicht das letzte Mal sein.«

Daniel hielt ihr Kinn zwischen Daumen und Zeigefinger.

»Glaub mir, irgendwann wird es das letzte Mal sein. Vielleicht bekommst du plötzlich alles auf einmal.«

Sarah nahm seine Hand und legte sie an ihre Wange. Ließ sie los und schenkte Wein nach. Trank einen Schluck.

»Ich finde Arbeit«, sagte er. »Egal was.«

Sie schaute ihm in die Augen.

»Nein«, sagte sie. »Das ist nicht egal.«

Er versuchte, für sie zu lächeln. Sie trank noch einen Schluck. Atmete ein paarmal tief durch. Leerte das Glas. Griff nach Daniels Handgelenk und legte seinen Arm um ihre Schultern. Sie schauten zu, wie die Kerze schmolz und ihr Wachs vergoss. Ihre Spiegelbilder im dunklen Fensterglas dahinter.

»Du wirst auf diese Schule gehen«, sagte Daniel.

Sie nickte schwach an seiner Schulter.

»Ich finde einen Weg.«

»Okay«, sagte sie.

Siebenundzwanzig

Er klapperte Fabriken und Fertigungshallen in den umliegenden Städten ab, in den Industriegebieten abseits des Highways. Versuchte es Tag für Tag aufs Neue. Irgendwann hatte er fast die südlichen Vororte der Großstadt erreicht, bevor er umkehrte. Weil die Straße vor seinen Augen verschwamm, musste er eine Pause auf einem Rastplatz einlegen. Auf der nur teilweise asphaltierten Straße kam er schleudernd zum Stehen. Unter den Reifen wirbelte Rollsplitt auf. Die Sonne im Rücken, stieg er über eine Betonleitwand und in den Flussgraben darunter. Setzte sich aufs ausgebleichte Präriegras. Die Knie im spitzen Winkel, Fäuste im Schoß, saß er stundenlang da.

Dämmerung fiel auf den Parkplatz vor der Gewerbehalle und auf Daniels Pick-up. Er winkte der jungen Frau hinter dem Computer zu und ging durch die Halle in die Umkleide. Als er wieder rauskam, waren seine Hände bandagiert, und er sprang zwanzig Minuten lang Seil. Beobachtete währenddessen das Geschehen im Ring. Johnson mit den langen, muskelbepackten Armen. Ungeschützte Füße. Fäuste, die die Handschuhe aufblähten. Er jagte einen anderen Kämpfer über die Matte. Jasper und Jung Woo lehnten an gegenüberliegenden Ringpfosten und riefen Anweisungen. Der große Mann schien sie nicht nötig zu haben, sein Sparringspartner konnte sie nicht mehr hören. Die Unterarme hochgerissen, taumelte der getroffene Mann rückwärts in die Seile und steckte einen harten Jab, einen Inside Leg Kick und einen rechten Haken zum Körper ein, sodass er zu Boden ging und sich zusammenrollte, Knie, Unterarme und Stirn flach auf der Zeltplane.

Jasper kletterte durch die Seile, kniete sich neben den gefällten

Mann und half ihm hoch. Auf wackligen Beinen stieg der Mann aus dem Ring und humpelte in eine Ecke der Halle. Dort lehnte er sich schwer an die Wand, rutschte nach unten und setzte sich schnaufend hin, Augen zugeschwollen, Unterlippe blutig gespalten. Jung Woo war ebenfalls aus dem Ring gestiegen und hockte sich neben den angeschlagenen Kämpfer. Er redete lange auf ihn ein, und der Mann nickte finster, schaute aber nicht hoch.

Johnson stand in seiner Ringecke, trank Wasser und blickte kurz zu dem Mann hin. Er nahm noch einen Schluck und spuckte ihn auf die Matte vor dem Ring. Als er in die Mattenmitte zurückkehrte, um gegen den nächsten Sparringspartner anzutreten, sah er Daniel und tat so, als wäre er Luft. Daniel sprang weiter Seil. Johnson verprügelte noch zwei Männer, feuerte Jabs und Lowkicks auf sie ab, trieb sie in die Seile, schickte sie auf die Bretter und tänzelte weg. Er wirkte lustlos. Manchmal befolgte er Jaspers Ansagen, oft hielt er sich nicht daran und kämpfte ohne Erbarmen, kassierte dafür aber keine Verwarnung. Der alte Trainer starrte mit undurchdringlichem Blick in den Ring.

Als Daniel mit dem Warm-up fertig war, kam Jung Woo zu ihm. Daniel legte das Seil in der Mitte zusammen und machte einen lockeren Knoten.

»Kennst du den Wichser?«, fragte Jung Woo.

Daniel schüttelte den Kopf.

»Hat 'ne Zeit lang in Montreal geboxt. Ungeschlagen. Jetzt macht er Muay Thai. Hatte sieben MMA-Kämpfe. Guter Grappler. Noch kein Mal verloren.«

»Er kann was«, sagte Daniel.

»Ist ein Arschloch.«

Daniel nickte.

»Perfekter Athlet. Groß. Stark. Schnell. Aber ein verdammtes Arschloch.«

»Langsam gehen ihm die Leute zum Verprügeln aus«, sagte Daniel.

»Besser, er wär nicht hier. Jasper trainiert ihn für den nächsten Kampf, dann fliegt er raus. Ein Typ wie der ist schlecht fürs Gym.«

Sie schauten zu, wie Johnson den nächsten Nachwuchskämpfer fertigmachte. Er tat dem Jungen weh, dieser konterte mit einer halbherzigen Rechten, aber der große Fighter wich aus. Jetzt lag die rechte Wange des Jungen frei, und Johnson attackierte ihn brutal. Er schlug einen linken Haken und traf den Jungen an der Schläfe. Schwer angeschlagen ging der junge Kämpfer zu Boden und versuchte vergeblich, wieder hochzukommen.

Daniel stand schon auf der Ringumrandung und hatte die Unterarme über die Seile gelegt. Während Jasper den gefällten Mann versorgte, hielt Daniel den Blick fest auf Johnson gerichtet. Der große Mann schaute auf Daniel runter, als wäre er ein streunender Hund vor seiner Tür. Jasper begleitete den verletzten Fighter aus dem Ring, und als sie an Daniel vorbeikamen, sagte Daniel etwas zu dem jungen Mann, dieser lächelte schwach. Jasper kehrte zurück und stellte sich neben Daniel.

»Brauchst du noch 'ne Leiche?«, fragte Daniel.

»Nein«, sagte Jasper und stieg die Ringstufen hoch.

Daniel hielt ihn am Ellbogen fest. Jasper drehte sich zu ihm um.

»Lass mich da reingehen«, sagte Daniel.

Jasper musterte ihn. Seine Augen verrieten nichts. Er schaute kurz zu Jung Woo. Dann wieder zum Ring.

»Wärm dich auf«, sagte er.

»Ich bin warm«, sagte Daniel.

Er kam rein und ging in die Ringmitte, Johnson schlug sofort auf ihn ein, Daniel parierte oder blockte jeden Schlag ab, bis auf eine lange rechte Gerade, die er aber gut wegsteckte. Daniel schnitt ihm den Weg ab, aber Johnson schoss mit leerem Blick Jabs aus der Distanz ab. Der größere Kämpfer tänzelte auf den Fußballen und machte mit links einen großen Schritt nach vorne. Er zog rechts nach, stemmte beide Füße in die Matte und bombardierte Daniel mit einer kraftvollen rechten Geraden und einer Reihe von Haken. Daniel riss die Deckung hoch, preschte nach vorne und trieb den großen Mann in eine Ringecke. Als Johnson einen Schritt zur Seite machen wollte, wurde er von Daniel erneut attackiert und musste mit dem Oberkörper nach hinten über die Seile ausweichen.

Für einige Sekunden lagen sie im Clinch, dann gelang es Johnson, Daniel auf Armeslänge von sich wegzustoßen und ihm einen Kniestoß in den Magen zu verpassen. Daniel war auf den Angriff vorbereitet gewesen, aber die Wucht hinter dem Stoß schickte ihn auf Distanz. Der große Mann riss das rechte Bein zu einem harten Halbkreistritt hoch, und sein Schienbein landete auf Daniels linkem Schenkel. Daniel ließ die linke Hand leicht sinken, Johnson schoss seine Führungshand ab, und Daniels Kopf ruckte nach hinten. Der große Mann dachte, er hätte Daniel schwer getroffen, aber als er mit dem rechten Bein erneut ausholte, riss Daniel das linke Bein hoch und wehrte den Kick ab. Der größere Mann zog das getroffene Bein zurück, Daniel machte einen Vorwärtsschritt und feuerte eine rechte Gerade und einen linken Haken ab. Beide trafen ihr Ziel. Johnson taumelte.

Die anderen Männer schrien jetzt durch die nackte Betonhalle. Daniel täuschte eine rechte Gerade an, und der Mann wich aus und wollte mit einem linken Abwärtshaken kontern, aber Daniel hatte gar nicht geschlagen. Johnsons Haken wurde von Daniels hochgerissenem Ellbogen und Unterarm abgeblockt, während Daniel sich gleichzeitig nach rechts drehte und einen kurzen linken

Haken auf Nase und obere Zahnreihe des großen Mannes abfeuerte. Johnson setzte sich schwer auf das untere Ringseil und fiel auf die Seite. Seine Lippe war über dem Mundschutz aufgeplatzt, die Augen waren sehr weiß und groß.

Daniel ging in seine Ecke und als er dort ankam, war Johnson bereits auf ein Knie hochgekommen. Jasper war in den Ring gestiegen, um mit Johnson zu reden, aber der zog nur den Mundschutz raus, spuckte Blut auf die Ringumrandung und richtete sich auf. Inzwischen hatten sich alle anwesenden Männer still neben dem Ring versammelt. Jung Woo stand hinter Daniel in der Ecke, das obere Ringseil fest umklammert.

»Pass auf«, sagte er. »Hände oben. Immer oben.«

Daniel schaute ihn nicht an, sagte nichts.

Im Ring ging Jasper mit Johnson in die andere Ecke und schiss ihn zusammen. Sagte, sie sollten nicht so hart rangehen. Nicht gleich in den ersten Runden Tritte austeilen. Der Kämpfer nickte nur, Jasper wiederholte alles und ging kopfschüttelnd weg. Stellte sich in die Mattenmitte.

»Hast du mich gehört, Dan? Sag Ja.«

»Ja.«

Die beiden Gegner gingen wieder in die Mitte, und Daniel hatte gerade einen Schritt auf Johnson zu gemacht, als dieser sich auf dem linken Ballen drehte und das rechte Schienbein zu Daniels Kopf hochschnellen ließ. Der große Mann legte seine gesamte Kraft in den Tritt, riss die Hüfte ruckartig herum, Arme und Torso straff wie die Muskeln eines Pferds. Er hatte Daniel vernichten wollen. Aber seine Beinarbeit, Körperhaltung und die Anspannung in seinen Schenkeln hatten ihn verraten. Daniel hatte mit dem Angriff gerechnet und ging in der Sekunde, als das Schienbein seinen Kieferknochen hätte zertrümmern sollen, auf Nahdistanz und drehte Hüfte und Flanke so, dass er das Knie des großen Kämpfers abfangen konnte. Johnson schaffte es nicht, die Fäuste rechtzeitig vors Gesicht zu reißen, und Daniel zog den Kopf unter seinen linken Arm und feuerte eine rechte Overhand ab wie das Beil eines Henkers.

Johnson sackte über seinem verdrehten linken Knie zusammen, Daniel beugte sich runter, zog das Bein des Gegners gerade und drehte sich um. Flach atmend schritt er die Matte ab. Jasper und Jung Woo kamen in den Ring, knieten sich neben den gefällten Fighter und riefen nach den anderen Trainern. Chaos um den Ring. Die Hände über dem Kopf liefen einige Männer im Kreis, andere wurden gegen die Ringseile gedrückt. Trainer brachten kaltes Wasser, Eis, Mull, Adrenalin, Ammoniak. Einer hielt ein Handy und wartete auf Jaspers Zeichen, den Krankenwagen zu rufen. Jung Woo hielt die Ringseile auf und ließ einen Trainer mit Eisbeutel in den Ring. Dann ging er zu Daniel. Packte ihn am Arm, damit er stehen blieb. Er untersuchte Daniels Augen, fuhr mit dem Daumen über Wangen und Kiefer, bevor er den Mundschutz entfernte.

»Bist du okay?«, fragte er.

Daniel nickte.

Jung Woo blickte über seine Schulter.

»Der ist k.o.«

»Wird schon wieder.«

»Bestimmt.«

Jung Woo ging zu Johnson. Sie hatten ihn aufgerichtet, und er saß blutend und verwirrt auf dem Boden. Jung Woo tamponierte die gebrochene Nase, und der Mull färbte sich sofort dunkelrot. Johnson stand plötzlich auf und wollte zu seinem Hocker gehen, aber seine Beine funktionierten nicht richtig. Die Männer mussten ihn in die Ecke führen und auf den Hocker setzen. Er schaute zum Ringpfosten und drückte die Stirn ans Eckpolster. Sie wollten seinen Kopf drehen, um sich um seine Nase zu kümmern, aber Johnson rührte sich nicht.

Jasper massierte Johnson die gewaltigen Schultern und sagte etwas zu ihm, bevor er sich von Jung Woo ablösen ließ. Daniel war aus dem Ring gestiegen, Jasper lief ihm nach und fing ihn kurz vor der Umkleide ab. Der Trainer hatte eine Schere dabei, nahm sie zwischen die Zähne und schnürte Daniels Boxhandschuhe auf. Streifte die Handschuhe ab, nahm die Schere und schnitt das Tape über Daniels Bandagen vorsichtig auf.

»Kannst du mir 'nen Fight verschaffen, Jasper? Nicht im Gym, sondern einen richtigen?«

Jasper wickelte die Bandagen ab.

»Du kämpfst nicht mehr. Schon vergessen?«

»Kannst du mir einen besorgen?«

»War dir der Scheiß gerade nicht hart genug?«

»Bitte«, sagte Daniel.

Jasper schaute ihm in die Augen.

»Warum?«

Vierter Teil

Das kleine Mädchen wurde krank, und nach ein paar Tagen verschlechterte sich sein Zustand. Seine Stirn brannte wie glühende Kohlen. Sarah weckte ihren Schwiegervater, und zuerst starrte er sie an, als würde er nicht glauben, dass sie vor ihm stand. Dann schob er die Decke weg und schwang die Füße in den Socken aus dem Bett. Das dicke graue Haar stand von einer Seite seines Kopfs ab, und er hustete seinen Hals frei, bevor er mit Sarah nach unten ging.

Der alte Mann fuhr durch blendendes Weiß, und die Reifen des Pick-ups rutschten auf der zugeschneiten Straße immer wieder weg. Der Wagen traf auf Schneewehen und scherte aus. Der alte Mann holte den Pick-up in die Spur zurück und fuhr weiter. Am südwestlichen Himmel ein Sturm aus Blitzen. Er wollte das Fenster runterlassen, aber es war festgefroren, deshalb hämmerte er mit der Faust ein paar Mal dagegen und versuchte es erneut. Beim Fahren steckte er den Kopf aus dem Fenster, und bald hatte er Eis an den Wimpern, und sein Bart war weiß von Schnee. Sie schlitterten durch die schlafende Stadt, überfuhren rote Ampeln und Stoppschilder, und er starrte ins Nichts, ob ihnen jemand entgegenkam. Es kam niemand.

Am Anfang der Auffahrt zum Krankenhaus fuhr der Pick-up in eine Schneewehe und blieb stecken. Der alte Mann kam zu Sarahs Tür, nahm ihr das in eine Decke gewickelte Mädchen ab, drückte es an seine Brust und zog die schwere Holzfällerjacke schützend darüber. Er marschierte den von dichten Bäumen umstandenen Weg hinunter und trug das Mädchen durch den tiefen Schnee.

Der alte Mann fand Sarah auf der selbst gezimmerten Bank am Ende seines langen, schmalen Hofs. Sie weinte leise und zitterte, weil sie es zu unterdrücken versuchte. Vor ihr kreisten Fische golden und silbern im trüben Wasser des Teichs. Der Alte setzte sich mit knackenden Knien auf die Bank. Sarah blickte kurz auf, ließ den Kopf wieder hängen und weinte ein weiteres einsames Lied.

Der Alte beugte sich zu ihr runter. Ähnlichkeit mit Daniel und dann doch wieder nicht. Tiefe Altersfurchen in der rauen Haut, die Augen sehr blau und anders als die seines Sohns. Widerspenstiges Haar, das sich unter dem Rand der Mütze kräuselte. Er war von kräftiger Statur, hielt sich aber nicht so gerade, wie er es hätte tun sollen. Aus den kurzen Hemdärmeln ragten kräftige Unterarme, weiß behaart und vernarbt, wo er sich an Metall verbrannt und die Wunde nicht richtig versorgt hatte.

»Ich brauche ihn hier«, sagte sie.

Er fasste sie an der Schulter.

»Er ist stärker, als ich es ihm jemals hätte beibringen können. Und, Herrgott, siehst du denn nicht, dass er von euch beiden der Schwächere ist?«

Sie fuhr nach Hause, um sich zu duschen und umzuziehen. Bitterkalte, dunkle Nacht. Die Augen müde und sorgenvoll kam sie die Einfahrt hoch. Dieselben Augen sahen erleuchtete Rechtecke im Garagentor. Sie schob die Gittertür hoch und fand den alten Mann in seiner Werkstatt, Telefon in der Hand, Flasche Rye Whiskey auf der Arbeitsfläche vor ihm. Ein halb volles Glas. Ein Krug Wasser. Er sprach lange, während seine große, knotige Hand den Hörer würgte. Nahm einen großen Schluck aus dem Glas und füllte es mit Whiskey und wenig Wasser auf. Sie konnte nicht hören, was er sagte.

Später wachte sie auf, weil er neben ihr kniete, nach Whiskey und dem Schweiß eines sauberen Mannes riechend. Er rüttelte sie sanft, bis sie seinen Bizeps packte, damit er aufhörte. Sie war halb angezogen im Sessel eingeschlafen, das Haar von der Dusche noch nass.

»Wie spät ist es?«, fragte sie.

»Hab ihn erwischt«, sagte der alte Mann.

»Wo ist er?«

»Unterwegs. Kommt nach Hause.«

Sie lächelte ihn an und fing dann an zu weinen. Er ließ ihre Schulter los, strich ihr übers Haar und sagte, er würde unten sitzen. Winkte ihr von der Schlafzimmerschwelle zu, bevor er die Tür leise zuzog. Er hatte ihr nicht erzählt, dass er die ganze Nacht am Telefon gehangen und mit Männern geredet hatte, die er im einsamen Nordwesten kannte. Dass er einen Mann in ein Camp hinter High Level geschickt hatte, wo Daniel arbeiten sollte, aber weder über Telefon noch Funkgerät erreichbar war, obwohl er beides besaß. Der auf Pump bezahlte Bote war in den finsteren Morgenstunden aus Peace River aufgebrochen. Und dort am Ende der Welt hatte er den Mann, wildbärtig und Furcht einflößend, gefunden und ihm gesagt, dass seine Tochter fast an einer Lungenentzündung gestorben wäre und es Zeit sei, nach Hause zurückzukehren.

Achtundzwanzig

Sarah zog sich an und aus und wieder an. Lange schon war sie abends nicht mehr in der Stadt unterwegs gewesen, aber ihre Kolleginnen bei der Arbeit hatten sie zum Mitkommen überredet. Der dreißigste Geburtstag einer der Frauen vom Empfang. Sarah hatte ein Handtuch um die Haare geschlungen, es zum Turban gedreht und legte die nicht infrage kommenden Röcke und Kleider aufs Bett. Irgendwann setzte sie sich in Unterwäsche auf den Rand der Badewanne und rauchte einen Joint. Nach der Hälfte befeuchtete sie Daumen und Zeigefinger und drückte ihn aus. Sie nahm das erste Kleid, das sie anprobiert hatte, und streifte es über. Zog das Handtuch vom Kopf und föhnte sich die Haare.

Jemand klopfte ein paarmal an die Haustür, aber sie hörte es nicht. Doch dann nahm sie über dem Rauschen des Föhns eine Männerstimme wahr und schaltete ihn aus. Der Mann rief Hallo. Sie blieb still und wartete, bis er noch etwas sagte, und sie wusste, dass es Murray war. Bürstete sich schnell die Haare und verließ das Bad. Der alte Mann stand im Flur und hielt seine Mütze in der Hand. Mit der anderen versuchte er, sein Haar zu bändigen.

»Alles okay?«, fragte Sarah.

Murray drückte die Schultern durch.

»Ja, ja«, sagte er. »Mit dem Mädchen ist alles okay. Wann willst du los?«

»Bald.«

»Hübsch siehst du aus.«

»Hm, danke.«

Sarah ging zu ihm und drehte sich um.

»Mach mal zu«, sagte sie, und er zog den Reißverschluss des Kleids etwas ungeschickt hoch. Sarah sagte, er solle sich ins

Wohnzimmer setzen, und fragte, ob er ein Bier wolle. Er sagte Ja. Sie schaute auf die Küchenuhr, bevor sie zwei Flaschen aus dem Kühlschrank nahm. Sie machte die Deckel auf und ging zu Murray.

Sie saßen nebeneinander und tranken. Murray versuchte ein Lächeln.

»Daniel heute gesehen?«, fragte er.

Sarah schüttelte den Kopf.

»Glaubst du, er arbeitet wieder für Clayton und diese Typen?«, fragte er geradeheraus.

Sarah gab keine Antwort. Stand plötzlich auf und ging ins Schlafzimmer. Kam mit dem Joint-Rest zurück und setzte sich. Zündete ihn an und nahm einen Zug.

»Mir hat er gesagt, er macht nicht mehr mit«, sagte sie. »Und dass er im Gym ist.«

»Glaubst du ihm das?«

»Wenn ich es nicht tun würde, wüsste ich nicht mehr weiter.«

Murray rutschte auf dem Sofa nach vorne.

»Ist er überhaupt fit für einen Kampf?«, fragte er.

»Das wissen wir erst, wenn er tatsächlich kämpft«, sagte sie. »Was auch immer er denkt, ich halte ihn nicht für jemand, der das nur so zum Spaß macht.«

Murray nickte. Sarah zog am Joint und hielt ihn dem alten Mann hin. Er schaute eine Sekunde darauf, nahm ihn dann aus ihrer Hand und inhalierte. Noch mal. Gab ihn zurück.

»Hab fast mein ganzes Leben hier gewohnt«, sagte Murray. »Und hab gesehen, wie die Bahngleise und Getreidesilos verschwunden sind. Die Farmen. Und fast alle Fabriken.«

»Ich weiß«, sagte sie.

»Ich kann verstehen, wenn ein Mann was Illegales tut«, sagte er. »Aber da draußen ist die Hölle losgebrochen, und du kannst nicht mit einem Mann im selben Haus wohnen, der bis zum Hals in dieser Scheiße steckt. Nicht mit einem kleinen Mädchen.«

Sarah sank in die Kissen zurück, sodass ihr Kleid zerknitterte. Trank einen Schluck Bier.

»Als ich ihn geheiratet hab, wusste ich, was er tat«, sagte sie. »Und ganz ehrlich, das meiste hab ich nicht mal für falsch gehalten. Aber damals waren wir noch jung.«

Sie wirkte erschöpft. Murray beugte sich vor und legte eine Hand auf ihr Knie. Raue Handfläche, an der sich die Maschen ihrer Strumpfhose verfingen. Sarah störte es nicht.

»Ich liebe Daniel wie einen Sohn, und ich werde alles tun, um dem Jungen zu helfen«, sagte er. »Aber wenn er sich wieder mit Clayton einlässt, dann brauchst du einen Plan, um heil aus der Sache rauszukommen.«

Sarah nickte. Fuhr sich mit der Hand energisch über die Stirn. Trank den Rest Bier und stellte die leere Flasche ab. Sie stand auf. Murray ebenfalls. Sarah zupfte am Hemdkragen des alten Mannes.

»Wenn er mich angelogen hat, werde ich das nicht hinnehmen«, sagte sie. »Das kannst du mir glauben.«

»Ich weiß«, sagte Murray.

»Was das Kämpfen angeht, das wird sich zeigen.«

Murray schaute sie lange an. Lächelte und diesmal war das Lächeln echt.

»Wird schon werden«, sagte er.

Sarah erwiderte nichts. Den Unterarm an die Wand gestützt, stand sie da und schaute zu, wie er sich im Flur die Schuhe anzog. Als er beim zweiten angelangt war, hielt Sarahs Kollegin vor der Tür und drückte auf die Hupe.

Ihr Weg führte sie durch dunkle Straßen. Zu der heruntergekommenen Bar am Rand der Stadt. Die Ampeln sprangen für niemanden auf Grün. Als sie das Haus erreichte, standen zwei Männer rauchend vor dem Eingang. Die beiden machten gerade genug Platz, um sie durchzulassen. Sie stieß die schwere Tür auf und trat ein. In der Bar Tische aus grobem Holz, der Lack abgescheuert von den unzähligen Gläserböden und Ellbogen, die im Lauf der Jahre darübergeschoben worden waren. Über der Bar Köpfe von Elchen und Hirschen mit toten Glasaugen. Alles angestrahlt vom warmen Licht der altmodischen Laternen und Tischleuchten, die einen gemütlicheren Eindruck machten, als man es erwartet hätte.

Sarah ging zum Tresen und setzte sich auf einen Hocker. Schaute niemanden direkt an. Blickte nur in den Spiegel hinter der Bar, um sicherzugehen, dass sie keinen kannte. Der Ausschnitt ihres Kleids war gerade so tief, dass ihr Schlüsselbein zu sehen war. Sie hatte kaum Make-up aufgelegt, fiel deshalb aber umso mehr auf. Mit einer hochgezogenen Augenbraue machte sie den Barmann auf sich aufmerksam.

»Scotch, bitte.«

»Was für einen?«

»Zuerst einen guten und danach den besten von den billigen.«

Der Barmann grinste und ging weg. Er war groß, Haare bis zu den Schultern. Attraktives Gesicht, leicht schiefe Nase, schlank unter dem Hemd mit Kragen. Er kam mit einem halb vollen Glas guten Scotch zurück.

»Sagen wir, das ist ein einfacher und beim Rest hab ich die Flasche wohl nicht rechtzeitig weggezogen.«

»Okay«, sagte Sarah.

»Hast du 'nen Zettel hier?«

»Ich muss mit Clayton reden.«

Der Mann nahm die Hände vom Tresen und schaute zur Seite. Dann wieder zu ihr.

»Ich weiß, dass er hier ist«, sagte sie. »Also sagst du ihm entweder, dass Sarah draußen wartet, oder holst jemanden, der das darf. Er wird nicht sauer werden. Wir kennen uns.«

»Miss …«

Ein Blick von ihr und er verstummte.

»Glaub mir«, sagte sie.

Der Mann schüttelte den Kopf, ging zum Ende des Tresens, wo ein uraltes Wandtelefon hing. Er nahm den Hörer und bedeckte beim Sprechen Mund und Muschel mit einer Hand. Wenig später hängte er auf und kam zurück. Schaute verlegen.

»Er sagt, du kannst nach hinten gehen.«

»Danke.« Den Drink in der Hand, stand sie auf.

Der Barmann wollte ihr den Weg zu Claytons Büro beschreiben.

»Ich weiß, wo er ist«, sagte sie.

Sie ging um den Tresen herum und betrat den Flur zu den hinteren Räumen. Der Barmann schaute ihr nach und polierte dasselbe Glas wieder und wieder, während die Männer am Tresen nach ihm riefen.

Sarah klopfte zweimal an die Tür. Sie wollte gerade einen Schluck trinken, als die Tür aufging. Wallace King füllte den Rahmen fast ganz aus. Im Zimmer saß Clayton auf einem Stuhl. Der Fernseher lief, aber er schaltete ihn aus und legte die Fernbedienung auf einen Tisch. Das Zimmer roch nach Cannabis und altem Leder.

»Sarah«, sagte Wallace.

»War dein Vater eigentlich Glaser?«, fragte sie.

Wallace trat einen Schritt zurück und winkte sie rein. Sie ging an ihm vorbei. Er schloss die Tür, und sie schaute zu, wie er auf einen Knopf drückte und der Panzerriegel in die beiden Schließkästen an der Wand glitt. Wallace ging zu einem nackten Ziegelpfeiler weiter hinten im Raum und lehnte sich dagegen. Sarah setzte sich mit einer Pobacke auf die Lehne eines Sofas. Trank einen Schluck.

»Du hast ihn heute Abend nicht gesehen, oder?«, fragte sie.

»Wen?«, fragte Clayton.

Sie blickte ihn finster an.

»Ich hab deinen Mann nicht gesehen. Nicht, seit er bei mir aufgehört hat«, sagte Clayton.

Sarah taxierte ihn. Nickte. Trank den letzten Schluck Whiskey. Clayton schaute zu Wallace und zeigte auf die Bar in einer Ecke des Zimmers. Wallace stieß sich vom Pfeiler ab und nahm eine Flasche vom Tresen.

»Hey«, sagte Clayton.

Wallace stellte die Flasche wieder hin und nahm eine andere.

»Verdammt wählerisch«, sagte er und ging zu Sarah. Sie hielt das Glas nicht hoch. Wallace schüttelte die Flasche vor ihrem Gesicht.

»Guter Tropfen«, sagte er.

Jetzt hielt Sarah ihm ihr Glas doch hin. Wallace goss es voll und ging zur Bar zurück.

»Hab gehört, er war bei der Polizei«, sagte Clayton. »Stimmt das?«

»Dafür, dass du dich nicht über ihn auf dem Laufenden hältst, hörst du ziemlich viel«, sagte sie.

»Und?«

»Er würde ihnen nichts verraten. Das weißt du, Clayton.«

Er nickte.

»Ich weiß.«

»Und du hast ganz sicher keine Ahnung, wo er ist?«

»Hab gehört, er trainiert, weil er wieder kämpfen will.«

»Ach ja?«

»Wie ich höre, könnte sich da demnächst was ergeben.«

Sarah trank einen Schluck. Fuhr sich durchs Haar.

»Keiner hat ihm je einen anständigen Job gegeben«, sagte sie. »Kannst du dir das vorstellen? Einem guten Mann wie ihm. Da fragt man sich doch …«

Wallace lachte leise. Sarah drehte sich so, dass sie ihn sehen konnte.

»Wusste gar nicht, dass du mit Kunst handelst, Clayton«, sagte sie.

Claytons Glas verharrte auf halbem Weg zum Mund. Vor der Bar richtete Wallace sich zu seiner vollen Größe auf. Einige mit Wachstuch abgedeckte Bilder lehnten an der unverputzten Wand. Ohne die Bilder zu sehen, ahnte Sarah ihren Wert. Sie schaute Wallace mit hochgezogenen Augenbrauen an und blickte wieder zu seinem Boss.

»Ich mache viele Geschäfte«, sagte Clayton. »Aber ich habe auch Hobbys. Von vielen möchtest du lieber nichts wissen.«

Sie nickte.

»Ich kenn mich ein bisschen mit Bildern aus«, sagte sie.

»Aber sicher.«

»Gemälde werden auch heute noch bei Privatauktionen verkauft, gegen Bargeld«, sagte sie. »Soweit ich weiß, gibt es auf der Welt nicht mehr viele Geschäfte, die so gemacht werden. Vermutlich kann irgendwer ein Bild als Pfand benutzen, um einen Haufen sauberes Geld von einem zum anderen zu schieben.«

Clayton grinste sie an. Trank langsam und beobachtete sie dabei über den Rand des Glases hinweg.

»Woher zur Hölle weißt du so was?«, fragte Wallace.

»Bei der Nachtschicht lese ich viel.«

»Gehst du mal mit mir aus?«

Sie musterte ihn von oben bis unten.

»Mit Kunst-Fuzzis geh ich nicht aus«, sagte sie.

Die Männer lachten komisch. Die Luft im Zimmer schien mit einem Mal dünner zu werden. Sarah kippte ihren Whiskey runter und hob das Glas zum Abschied. Mit der freien Hand strich sie ihr Kleid glatt, bevor sie zur Tür ging. Sie wollte sie öffnen, schaffte es aber nicht. Die Muskeln neben ihrem Rückgrat wurden kalt. Wallace kam an. Er drückte auf den Knopf und zog die Tür für sie auf. Am liebsten wäre Sarah weggerannt, aber sie riss sich zusammen. Drehte sich zu Clayton um.

»Schwörst du, dass du Daniel nicht gesehen hast?«

Hinten im Zimmer schüttelte Clayton den Kopf. Sarah sagte Okay und wollte gehen. Wallace stand immer noch da.

»Bringst du mich raus?«, fragte sie.

Wallace drehte sich zu seinem Boss um, Clayton gab ihm mit einer Handbewegung zu verstehen, dass es in Ordnung sei.

Sie verließen das Zimmer, gingen durch den Flur, und nach einer halben Ewigkeit hörte Sarah die Bürotür ins Schloss fallen. Wallace blieb vor dem Notausgang stehen und wartete.

»Was ist?«, fragte er.

»Du hast auch eine Familie«, sagte sie. »Was wird aus deinen Leuten, wenn dir was passiert?«

Wallace lehnte sich mit dem Rücken an die Wand.

»Für sie ist gesorgt«, sagte er.

»Woher willst du das wissen?«, fragte sie. »Denk doch an deinen und Dans Vater. Wie sie gestorben sind.«

»War was anderes.«

»Ja?«

»Sie haben es selbst getan.«

»Trotzdem weißt du, wie sich so was anfühlt.«

»Klar. Hab sie schließlich beide gefunden.«

Sarah legte Wallace eine Hand auf den Arm. Er schaute sie nicht an.

»Sein Vater war dunkelblau angelaufen, als ich ihn gefunden hab«, sagte er. »Meiner gelb.«

Er schob ihre Hand weg. Fischte einen kleinen Metallbehälter aus seiner Hosentasche und hielt ihn in ihre Richtung. Sarah drückte lediglich ihr leeres Glas an seinen Bauch. Stieß die Tür auf und ließ Wallace mit dem Whiskeyglas in der Hand stehen.

Dann war sie draußen in der Nacht, warme Luft um ihre Schultern. Der volle Mond war viel zu nah, Schatten in den schädellöchrigen Kratern. Statt sich auf der Hauptstraße zu halten, bog Sarah in eine Gasse ein, ihre Schuhe unter dem orangenen Maimond fast nicht zu sehen. Sie ging schnell, und ihre Augen versuchten, sich an das Licht zu gewöhnen. Sie erinnerte sich an einen Taxistand und hielt durch verschiedene Seitenstraßen darauf zu. Als sie in der Brache daneben die Umrisse des hohen Grases erahnen konnte, schlug sie diesen Weg ein und achtete darauf, dass ihr niemand folgte.

Als sie die Tür öffnete, empfing sie Stille. Etwas Licht aus der Küche. Zuerst sah sie Daniels Stiefel nicht, dann aber doch. Sarah hielt sich schwankend auf einem Bein und streifte den ersten Schuh ab. Er fiel auf den Boden, und sie zog den zweiten aus. Dann hockte sie sich in den Flur und starrte auf Daniels Stiefel. Sie hatte geglaubt, er würde nie wieder nach Hause kommen, würde irgendwo in den Bergen in einem flachen Grab liegen. Hatte sich sogar vorgestellt, ihn selbst zu töten. Sie ließ sich von einer Welle aus Sorgen und Ängsten mitreißen, von einer Furcht, die sie nicht wegerklären konnte. Ließ sich davon nach unten ziehen und mitwirbeln, bis die Welle verebbt war. Als sie endlich aufstehen konnte, musste sie sich über die Augen wischen und warten, bis ihr die Beine wieder ganz gehorchten.

Auf Zehenspitzen ging sie über den alten Teppich und die seufzenden Dielenbretter ins Schlafzimmer. Sie drückte den Lichtschalter und sah das Bett, das er am Morgen gemacht hatte. Fast so ordentlich, wie sie selbst es gemacht hätte, aber doch anders. Sie ging wieder in den Flur, zum Zimmer des Mädchens. Dort schlief er, auf dem Boden sitzend, den Rücken am Fuß des Betts. Madelyn zusammengerollt auf der Matratze, die Unterarme über der Bettkante. Daniel trug noch Jeans, und sein T-Shirt war verrutscht, als hätte er sich im Schlaf komisch bewegt. Der Mond war Sarah bis nach Hause gefolgt und warf einen Streifen blassgrauen Lichts auf den schlafenden Mann. Sie schaute zu, wie sich sein Brustkorb hob und senkte, als wäre auch er ein Ozean oder Körper, der den Gesetzen der Gezeiten folgte.

Sarah stand betrunken in Socken und Unterwäsche vor dem Schlafzimmerfenster und konnte am Himmel nur die Sterne sehen. Sie dachte an einen Stern, woraus er bestand, was er bedeutete, und wollte nicht mehr zu ihnen hinschauen. Sie setzte sich aufs Bett, lehnte sich mit dem Rücken gegen das Kopfteil und nippte an einem Bier. Stellte den Flaschenboden auf einen Schenkel, kaltes Glas auf ihrer Haut. Schloss die Augen. Als sie sie wieder öffnete, stand Daniel im Türrahmen. Sie machte die Augen wieder zu und merkte kurz darauf, wie sie auf der Matratze nach links rutschte und die rechte Seite der Welt warm wurde und nach ihm roch.

»Wo warst du?«, fragte er.

Ohne die Augen zu öffnen, trank sie noch einen Schluck. Der Boden der Flasche berührte erneut ihr Bein.

»War mit ein paar Mädels in der Stadt. Bin aber irgendwann abgehauen.«

»Wieso?«

»War in Claytons Bar. Wollte sichergehen, dass er dich nicht gesehen hat.«

»Gott, Sarah.«

»War zwei Tage her, dass wir das letzte Mal zusammen in diesem Bett gelegen haben. Ich hatte so eine Vermutung, wo du sein könntest, aber ich musste sicher gehen.«

Daniel drehte sich schwer um und schaute sie an. Er hatte sich bis auf die Boxershorts ausgezogen, in seinem Gesicht erste Anzeichen eines blauen Auges, dazu Kratzer und Schwellungen von der Stirn bis zu den Füßen.

»Hab sie gebeten, mir einen Kampf zu organisieren«, sagte er.

»Hab mich schon gefragt, wann du mir das erzählen wirst«, sagte Sarah.

Sie trank den letzten Schluck Bier und stellte die Flasche auf den Nachttisch. Faltete die Hände über ihrem Bauch.

»Was, wenn ich Nein sage?«, fragte sie.

»Würdest du das denn?«

»Das sollte ich, verdammt noch mal.«

Er legte eine Hand auf ihre linke Hüfte. Raue Haut an der Außenseite ihres Schenkels, in ihrer Kniekehle, an ihrem Fuß. Die Socke rutschte runter und flog weg. Sarah schüttelte den Kopf.

»Wann hast du das Mädchen nach Hause gebracht?«

»Hab sie gegen zehn abgeholt. Nach 'ner Stunde war sie eingeschlafen, aber dann rief Ella an, weil Maddy ihre Bücher vergessen hatte. Also bin ich noch mal hin«, sagte Daniel. »War keine drei Minuten weg, aber das waren drei Minuten zu viel.«

Sarah öffnete die Augen.

»Was soll das heißen?«

Daniel erzählte, dass er die Einfahrt raufgefahren war und die Haustür offen gestanden hatte. Auf der Treppe hatten etliche ihrer Schuhe verstreut gelegen. Er hatte den Pick-up sofort angehalten und war ins Haus gerannt. Das Mädchen war nicht in seinem Bett und auch in keinem der anderen Zimmer gewesen. Er hatte sich einen Hammer geschnappt und war nach draußen gerannt. Hatte den Namen des Mädchens gerufen und Hof und Garten abgesucht. Nirgendwo eine Spur von ihr. Feuchten, dunklen Boden aufwühlend, war er zum Feld hinter dem Haus gelaufen. Dort wanderte sie barfuß und in Unterhose und Schlafshirt herum. Er rief sie, aber sie antwortete nicht, und als er bei ihr ankam, redete sie, aber nicht mit ihm. Er hatte nicht gewusst, ob er sie wecken sollte, es dann aber doch getan.

»Sie ist nicht ausgerastet, wie die Leute es erzählen«, sagte er. »Aber der Blick, als sie zu sich gekommen ist, der hat mich bestimmt ein paar Jahre gekostet.«

Sarah zog ihren Mann an sich und schob ihn nach unten, bis sein Kopf auf ihrem Schoß lag. Sie strich ihm über die kurzen Haare und die sonnenverbrannte Haut im Nacken.

»So was hab ich noch nie gesehen«, sagte er. »Hat mir 'ne Scheißangst eingejagt.«

»Du hast alles richtig gemacht.«

»Hat sie das schon mal getan, als ich nicht zu Hause war?«

»Nein«, sagte Sarah. »Aber ich hab gehört, du warst als kleiner Junge auch so.«

Daniel wollte sich aufsetzen, aber sie hielt ihn fest und schob seinen Kopf wieder auf ihren Schoß. Fuhr mit einer Hand seinen Rücken rauf und runter.

»Wenigstens hat man mir das erzählt.«

Einen Augenblick später schob Sarah ihn sanft zur Seite und schwang die Füße aus dem Bett. Er wollte aufstehen, aber sie sagte, er solle liegen bleiben. Dann ging sie aus dem Zimmer und machte die Tür leise hinter sich zu.

Neunundzwanzig

Er tapte sich die Hände in der Garderobe für tourende Sänger und Stand-up-Comedians. Um die Spiegel ein Kreis aus Glühbirnen, dazu unterschriebene Fotos von Promis, die man losgeschickt hatte, um die Casinos abzugrasen. Im Saal, in dem der Kampf stattfinden sollte, saßen an die achthundert Leute auf Klappstühlen. Daniel konnte das Stimmengewirr durch die offene Tür hören. Jasper und Jung Woo waren bei ihm, beide in Shirts mit dem Emblem von Jaspers Gym. Der Kopf eines Tigers im geflochtenen Mongkon. Thailändische Schrift darüber. Daniel trug nur Shorts, Schuhe und das Silberkreuz, das vom Aufwärmschweiß an seinem Nacken klebte. Im Zimmer standen ein paar Männer, die die Betreiber des Casinos als Supervisoren dazugeholt hatten, und beäugten ihn kritisch.

Daniel ging raus und auf halbem Weg dachte er daran, einfach umzukehren. Er war froh über die nervöse Anspannung. Sonst hätte er nämlich gewusst, dass er verloren wäre. Für den Kampf war kein Cage errichtet worden, sondern ein normaler Boxring mit Seilen und vier Pfosten. Kämpfe in Mixed Martial Arts und Muay Thai waren in der Provinz erst im Vorjahr legalisiert worden, bis dahin hatten sie nur in den Reservaten stattgefunden. Daniel wurde von den Leuten vom Casino und seinem Cutman zur kleinen Bühne am Ringrand gebracht, und der Cutman schmierte Vaseline auf Daniels Nase und Augenbrauen und verrieb sie sogar auf den Wangen. Ein Ringrichter checkte seinen Tiefschutz, die fingerlosen Vier-Unzen-Handschuhe, den Schriftzug auf dem Klettverschluss. Nachdem Daniel seinen Mundschutz gezeigt hatte, wurde er in den Ring gewunken. Er legte die Arme kurz um Jasper und Jung Woo. Der Koreaner sagte, er solle den anderen allemachen.

Ein Schwergewichtskampf, und der andere Mann war eins zweiundneunzig groß und wog fast hundertzwanzig Kilo. Daniel brachte etwas weniger als hundertzehn auf die Waage und war zwei, drei Zentimeter kleiner. Der andere hatte Totenkopf-Tattoos auf den Armen und eine Granate auf den rechten Handrücken gestochen. Narben um Mund und Augen. Kein Gramm Fett. Sie klatschten nicht ab. Der andere Fighter zog seinen Kopfschutz fest und zeigte die von einer schwarzen Schiene geschützten Zähne.

Minuten später, und der Mann hatte Daniel in eine Ringecke getrieben und versuchte einen Genickhebel, indem er einen massigen Unterarm und die Faust unter Daniels Kinn klemmte und den Kopf nach hinten drückte. Daniel wehrte sich, bekam den Kopf frei und stieß die Knie in den Bauch des Gegners. Der Mann steckte die Treffer weg und rammte seine Knie in Daniels Flanken und Oberschenkel. Er traf den Tiefschutz, man konnte es hören, aber der Referee hatte es nicht gesehen. Daniel bemühte sich um eine bessere Position, schaffte es, einen Arm unter eine Achsel des Gegners zu schieben und den Kopf unter dem Kinn des Mannes zu platzieren. Er bewegte sich schnell und wirbelte den anderen herum. In diesem Moment wurde ihm klar, dass Beinarbeit und Grundtechniken die Schwachpunkte des Gegners waren. Der Mann hielt Daniel umklammert und feuerte Uppercuts auf seine Körpermitte ab, bis Daniels obere Zahnreihe sich taub anfühlte und es in seinen Ohren klingelte. Daniel bearbeitete die Knie des Gegners mit Tritten. Nach einem Treffer fuhr der Mann mit einer Hand nach unten, und Daniel schob beide Hände hinter den Kopf des Mannes und schloss sie im Gable Grip. Drückte die Ellbogen fest zusammen und zog die Hände nach unten. Der Mann verteidigte sich nicht schnell genug, und Daniel schickte ihn in die Seile, diese bogen sich unter dem Gewicht, sodass er große Probleme hatte, die Füße richtig aufzusetzen. Daniel attackierte ihn mit brutalen Kniestößen, legte die gesamte Kraft seiner Hüften in jeden Stoß. Die Aufprallgeräusche ließen die Menschenmenge aufstöhnen. Daniel griff erneut an, und als der Gegner die Hände sinken ließ, um den Körper zu schützen, riss Daniel ein Knie hoch und hämmerte es gegen die Stirn des Mannes, der krümmte sich und fiel fast durch die Seile.

Trotzdem gelang es ihm, wieder auf die Beine zu kommen, und er schoss Haken ab, die allerdings nur die Luft trafen, weil Daniel geschickt auswich und auf den richtigen Zeitpunkt für den Konter wartete. Das rechte Auge des großen Mannes war zugeschwollen, und auf seiner Stirn bildete sich bereits ein gewaltiges Horn. Daniel trieb ihn erneut in die Seile und feuerte lange Geraden auf das kaputte Auge und die geprellte Stirn ab. Er täuschte an und bombardierte den unvorbereiteten Gegner mit harten Schlägen. Als der Mann die Deckung wieder vors Gesicht riss, machte Daniel mit dem rechten Fuß einen weiten Seitschritt, drehte sich auf dem Ballen und feuerte einen harten linken Halbkreistritt auf die Leber des Gegners ab. Er traf mit einer Wucht, als hätte er einen Baseballschläger geschwungen. Der andere krümmte sich und sackte auf den Boden. Daniel trat zwei Schritte zurück und wollte die Fäuste hochreißen, aber der Referee schaute ihn warnend an, sodass er noch einmal auf den Gegner losging und ihm eine weitere Rechte aufs Ohr verpasste.

Daniel saß vor einem Spielautomaten, zwei Bier auf dem Tischchen daneben, die rechte Hand in einem Kübel mit Eis. Er trug noch immer die blutfleckigen Kampfshorts, dazu einen Kapuzenpulli, den er bereits durchgeschwitzt hatte. Er steckte Fünfundzwanzig-Cent-Münzen in den Automaten und betätigte den

Hebel. Jung Woo und Jasper standen vor der Kasse und redeten mit dem Veranstaltungsmanager und zwei Croupiers, die den Kampf gesehen hatten und die Clinches und Kniestöße nachahmten. Der Manager zahlte die beiden Trainer aus und verabschiedete sich mit einem Händedruck. Er winkte Daniel zu. Daniel hob eine Hand. Versenkte die letzten Münzen im Automaten.

»Bist du so weit, Champ?«, fragte Jasper.

»Klar«, sagte Daniel.

Er exte das erste Bier. Griff sich das zweite im Aufstehen und riss es auf, während er das Casino mit den Trainern verließ.

Dreißig

Daniel lehnte sich auf dem Fahrersitz des Pick-ups zurück und wartete. Kaute auf einem Zahnstocher, warf ihn aus dem Fenster und nahm sich einen neuen. Er parkte diagonal zum Bordstein und beobachtete den Eingang der Bar aus etwa hundert Metern Entfernung. Warme Frühlingsluft blies zu ihm rein und wehte ein Kinderfahrrad auf die Straße, wo es sofort umfiel. Ein kleiner Junge lief hinterher und wollte es auf den Gehsteig hieven. Seine junge Mutter half ihm, das Rad aufzurichten und klemmte sich den Vorderreifen zwischen die bloßen Beine. Drehte den Lenker gerade, während ihr der Rock um die Schenkel tanzte. Sie ließ den Jungen aufs Rad steigen und fing an, sich die Reifenspuren von den Knien zu wischen. Bald gab sie es auf. Der kleine Junge war schon an ihr vorbeigetrudelt. Die Mutter richtete sich auf und wollte ihm etwas hinterherrufen, als sie Daniel im Pick-up entdeckte. Sie winkte ihm zu. Leichte Röte auf ihren Wangen. Daniel kannte die Frau, erinnerte sich aber nicht mehr an ihren Namen. Er winkte zurück, sie drehte sich um und ging weiter.

Daniel schaute wieder zur Bar. Einen Augenblick später schwang die Tür auf. Tarbell kam raus und überquerte die Straße, ohne nach rechts und links zu blicken. Ein vorbeifahrendes Auto musste seinetwegen das Tempo drosseln. Er ging mit ausdruckslosem Blick weiter. Hemd mit Kragen, Stoffhose und gute Schuhe auf sandigem Asphalt. Er schien mit sich selbst zu reden. Eine gewaltige Wolke zog hoch oben über die Stadt und trieb kleinere vor sich her. Dahinter die glühende Mittagssonne. Tarbell stieg in eine weinrote Limousine. Im Rückspiegel sah Daniel den Wagen wegfahren. Er lenkte den Pick-up rückwärts auf die Straße und fuhr die letzten Meter bis zur Kneipe.

Er trat ein, und der Barmann sah ihn. Der junge Mann ließ das tropfende Bierglas und das Poliertuch auf den Tresen sinken. Beide Hände verschwanden unter der Theke.

»Ganz ruhig, Kumpel«, sagte Daniel. »Das ist nicht nötig.«

Der Barmann stand nur da.

»Neu hier?«, fragte Daniel.

Der Mann gab keine Antwort. Daniel starrte ihn so lange an, bis er die Hände auf den Tresen legte. Das Tuch nahm der Mann nicht wieder auf. Daniel hörte das dumpfe Klacken eines schweren Metallriegels. Eine Tür ächzte in ihren Angeln. Schuhsohlen auf dem Holzboden. Wallace erschien und schaute Daniel an. Nickte. Dann blickte er zum Barmann und lachte. Der Mann zeigte Wallace den Mittelfinger und fing wieder an, Gläser zu polieren.

»Komm schon«, sagte Wallace.

Sie gingen in das Büro am Ende des Flurs und Wallace machte die Tür hinter Daniel zu.

»Clayton ist auf'm Klo«, sagte er.

»Okay.«

Daniel setzte sich auf einen abgenutzten Ledersessel, der an die Faust eines gigantischen Ringers erinnerte. Lehnte sich zurück. Wallace setzte sich ihm gegenüber.

»Hat er dich noch nicht umgebracht?«, fragte Daniel.

»Wer?«

»Der blonde Wichser.«

»Noch nicht. Aber er gibt sich verdammt viel Mühe«, sagte Wallace. »Hast ihn gerade verpasst.«

»Hab ihn über die Straße gehen sehen«, sagte Daniel. »Hätte gut sein können, dass ein Besoffener die Straße langgefahren wäre. Oder einer, der sich heißen Kaffee in den Schoß schüttet. Leider nein.«

»Wolltest du nicht kurz Hallo zu ihm sagen?«

»Wollte vermeiden, dass der Barmann ihn von der Decke kratzen muss.«

Wallace schnaubte. Daniel rutschte nach vorne.

»Glaubst du die Geschichte, die Clayton über den Typen erzählt?«, fragte er.

Wallace schaute zur Toilettentür. Von drinnen kein Geräusch.

»Claytons Halbschwester hat ihn adoptiert«, sagte Wallace. »Sein richtiger Vater kam aus dem Akwesasne-Territorium. Die Mutter war angeblich schon lange tot.«

»Ja?«

»Stimmt wohl. Und mehr muss ich über den Kerl auch nicht wissen..«

Die Tür zur Toilette ging auf. Clayton knipste das Licht aus und kam ins Zimmer. Setzte sich neben Wallace.

»Das Damenkränzchen hier redet ganz schön viel«, sagte er.

»Ich wollte eigentlich über was anderes reden«, sagte Daniel.

»Und zwar?«

»Über eine Wette.«

Clayton rutschte auf die Kante seines Sessels. Drückte auf seine Nasenflügel und schniefte.

»Worauf willst du wetten?«

»Auf einen Kampf.«

»Welchen?«

»Meinen nächsten.«

Clayton schlug Wallace mit dem Handrücken auf die Brust, stand auf und ging zur Bar in der Ecke des Raums. Hielt eine Whiskeyflasche hoch und schaute zu den beiden Männern hin. Wallace nickte.

»Dan?«, fragte Clayton.

»Klar.«

»Was ist mit deinem Training?«, fragte Wallace.

»Heute genehmige ich mir einen Drink. Aber nur heute.«

Clayton musterte ihn aus der Ferne. Kehrte mit drei vollen Gläsern zurück, verteilte sie und sank schwer aufs Sofa.

»Dass du ein paar Luschen plattgemacht hast, weiß ich«, sagte Clayton. »Aber ich hab gehört, du hast einen im Gym halb tot geprügelt. Einen Kämpfer mit Namen.«

»Hätte nicht gedacht, dass sich das rumspricht.«

»Zu mir hat es sich rumgesprochen. Aber das ist was anderes.«

»Na, schön.« Daniel nippte an seinem Glas, bevor er weitersprach. »Ich geh als Außenseiter in den Kampf. Die Wetten stehen fünf zu eins gegen mich.«

»Ist schon 'ne Weile her, dass du auf 'ner richtigen Fightcard gekämpft hast, Dan.«

»Ich weiß.«

»Was ist mit deinem Auge?«

»Der Doc sagt, alles okay.«

»So was verheilt?«

Daniel nickte.

»An wie viel Geld hast du gedacht?«, fragte Clayton.

»Zehntausend.«

Clayton runzelte die Stirn. Leerte sein Whiskeyglas zur Hälfte.

»Wenn's schiefläuft, kriegst du nirgendwo zehn Riesen her. Das wissen wir beide.«

»Ich mach den Typen platt.«

»Na, wenn du so sicher bist, warum setzt du dann nicht gleich hundert?«

Daniel wollte aufstehen. Clayton sprang auf und drückte ihn mit einer Hand auf den Stuhl zurück.

»Du kennst die Konditionen, wenn ich das für dich auslege«, sagte Clayton.

»Ja.«

»Du solltest es nicht tun, Dan«, sagte Wallace.

Clayton drehte sich langsam zu ihm um. Wallace zuckte mit den Schultern. Clayton schaute wieder zu Daniel.

»Gewinnst du, will ich die zehn wiederhaben, plus fünf, weil ich die Wette platziert hab. Verlierst du …«

»Ja«, sagte Daniel. Er kippte seinen Drink runter und stand auf. Clayton holte ihn in der Mitte des Zimmers ein. Stand ihm Auge in Auge gegenüber. Sie gaben sich die Hand.

»Ich ruf an, wenn du den Schein abholen kannst«, sagte Clayton.

»Gib ihn Wallace. Wir treffen uns irgendwo anders. Ich werd nicht wieder herkommen.«

Einunddreißig

Die Nacht senkte sich spät über das Farmhaus. Dämmerung über den Feldern und vor der Veranda, wo der alte Mann auf ihren Besuch wartete. Murray saß zurückgelehnt auf einem niedrigen Muskoka-Stuhl. Durch das Fliegengitter und die Wohnzimmerfenster drang leise Musik. Eine alte Country-Ballade. Ein Lied mit einer Fiedel. Delta-Blues wie ein Geist über der Farm. Murray wippte mit dem Fuß und trank Whiskey aus einem Schnapsglas. Er hörte das Knirschen von Reifen auf Kies und stand in dem Moment auf, als der Pick-up hinter den lichten Bäumen am Rand des Grundstücks sichtbar wurde. Er klopfte seine Hemdtaschen ab, als hätte er etwas verloren. Als der Pick-up in die lange Auffahrt einbog, trank er noch einen kurzen Whiskey.

»Sie sind da«, rief er ins Haus. Dann stellte er das Glas auf die Stuhllehne und stieg schnell die Treppe runter.

Sie aßen im Schein von Lampen und Kerzen. Ein warmer Abendwind schlüpfte durch die Küchenfenster und das Fliegengitter und umkreiste ihre Beine und Füße. Mücken nervten und wurden totgeklatscht oder blieben am Fliegenfänger in der Zimmerecke kleben. Daniel hatte für den Kampf bereits Gewicht verloren, und seine Wangen waren eingefallen. Hals und Arme bestanden nur noch aus Muskeln und Adern, Sehnen und Knochen. Er aß Hähnchen ohne Haut und auch davon nicht genug. Aß gedünstetes Gemüse und trank Wasser. Auf allen anderen Tellern lagen rotes Fleisch, Bratkartoffeln mit Soße, in Butter gebratenes indianisches Fladenbrot. Daniel aß langsam, um nicht vor den anderen fertig zu sein. Das Mädchen plapperte auf Ella ein. Sarah und Murray nahmen Daniel in die Mangel, aber er ignorierte sie, bis sie es aufgaben und weiteraßen. Der alte Mann schlang sein Essen runter und setzte sich zurück, Hände auf der Brust. Trank Bier aus der Flasche und stand auf, um sich eine neue zu holen.

»Darfst du ein Bier?«, fragte er Daniel.

»Ein Glas Wein geht wohl.«

Murray nickte und kam mit zwei Bierflaschen zurück. Er drehte die Deckel ab und reichte Sarah eine. Dann setzte er sich, nahm eine Flasche Rotwein und goss ein Glas für Daniel ein. Alle stießen in der Mitte des Tischs an. Madelyn hielt eine Dose Cola hoch, und Murray beugte sich mit seiner Flasche zu ihr. Daniel nippte am Wein und nahm einen zweiten Schluck. Stellte das Glas auf die Tischdecke und drehte den zarten Stiel zwischen den massigen Fingern. Noch ein winziger Schluck, dann schob er das Glas nach rechts, zu Madelyn. Sie hatte keine Ahnung, was sie machen sollte.

»Na los«, sagte Daniel.

Das Mädchen schaute zu Sarah. Ihre Mutter sagte Okay. Madelyn hob das Glas langsam an den Mund und nippte. Ihr Gesichtsausdruck veränderte sich nicht. Sie nippte noch mal und stellte das Glas ab. Stille im Zimmer. Draußen das Zirpen von Grillen im Gras, aber auch sie schienen leiser zu werden. Daniel saß kerzengerade, den Kopf leicht nach hinten geneigt. Die Unterarme ruhten schwer auf der Holzlehne des Stuhls. Niemand schaute ihn lange an.

»Dad«, sagte Madelyn.

»Ja?«

»Wie lange geht dein nächster Kampf?«

»Vielleicht eine Sekunde. Vielleicht fünfzehn Minuten.«

Das Mädchen überlegte.

»Ist nicht so lang.«

»Hoffen wir mal«, sagte Daniel.

Sie nahm das Glas, trank und stellte es wieder ab. Ihre Wangen hatten sich leicht gerötet.

»Hast du Angst?«

Er schüttelte den Kopf.

»Nicht so, wie du meinst.«

Sarah stand auf und fing an, leere Teller in die Küche zu tragen. Sie griff nach einem Haarbüschel von ihrem Mann und ließ es bald wieder los. Daniel langte nach ihrer Hand, aber sie war schon fort. Murray kippelte auf den Hinterbeinen seines Stuhls und taxierte die anderen. Kam wieder nach vorne und legte die knotigen Ellbogen auf den Tisch.

»Kennst du das, wenn einer in der Schule behauptet, sein Vater wäre härter als die von allen anderen?«

Madelyn nickte.

»Tja, wenn du das sagst, bist du die Einzige, die die Wahrheit erzählt.«

Sie schaute den alten Mann an, als wartete sie darauf, dass er zwinkerte oder lächelte. Dass er einen Witz daraus machte. Er tat es nicht.

Sarah betrat das Haus vor ihm, schaltete das Licht aber nicht ein. Sie zog ihn an sich und küsste ihn. Die Tür knallte gegen den Wandstopper und wurde von der klammen Nachtluft hin und her geweht. Daniels Shirt rutschte bis zum Nacken hoch und Sarah grub die Fingernägel so fest in seine Schulterblätter, dass es fast schmerzte. Er beugte sich vor, schob einen Unterarm unter ihre Schenkel und hob Sarah hoch. Sie hielt sich an ihm fest, klammerte sich an ihn und er spürte, wie sich ihr Brustkorb anspannte und mit Luft füllte wie bei einer Sängerin. Er trat die Tür zu und ging durchs Haus, geführt nur von seiner Erinnerung.

Ihr verschwitztes Gesicht lag warm an seinem Nacken. Sie redete leise und er flüsterte zurück. Er berührte das unebene Narbengewebe an ihrer Schulter, die feinen Härchen auf ihrem Oberarm. Ihr Beckenknochen drückte gegen das Fleisch seines Schenkels, feucht darunter. Er kämpfte gegen einen Krampf in seinem linken Fuß an. Dann lagen sie lange Zeit nur da, und er wollte lieber nicht daran denken, wie er in ihren Augen aussehen musste. Er fragte sich nicht, wie viel Glück er hatte, und musste es auch nicht. Er wusste, dass er unfassbar viel davon hatte. Geliebt zu werden und es zu wissen. Er bewegte sich, wie ein Mann, den man aus dem Schlaf gerissen hatte.

»Ich hab Angst«, sagte er.

»Nur Dummköpfe haben keine.«

»Ich bin einer.«

»Nein, bist du nicht«, sagte sie.

Zweiunddreißig

Die Limousine fuhr am frühen Abend auf den Parkplatz des Motels. Dort standen drei Wagen. Zwei parkten vor den jeweiligen Zimmern. Das Dritte stand so, dass die Motorhaube im Schatten des Vordachs lag, das sich über die gesamte Länge des Gebäudes zog. Die Stoßstange war vielleicht einen halben Meter von der nächsten Zimmertür entfernt. Tarbell parkte am äußeren Rand des Platzes und ging zum schräg stehenden Wagen. Nahm den Weg zwischen Kotflügel und verputzter Wand, schlenderte zur Anmeldung und trat ein.

Er schaute auf die Uhr und überlegte, wie viele Stunden ihm blieben, um den Job in der Nähe der abgelegenen kleinen Stadt zu erledigen. Das Zimmer war für eine Nacht gebucht, und er hatte Clayton über Telefon informiert, dass er angekommen war. Ein Constable war in der Kneipe gewesen und hatte Clayton zu verstehen gegeben, wie sehr er an einer Mitarbeit an seinen neuen Geschäften interessiert wäre. Sie hatten über Tote, in die Luft geflogene Meth-Küchen und polizeiliche Ermittlungen geredet. Clayton hatte Tarbell gesagt, er solle sich an diesem Tag nur um die eine Sache kümmern und die andere am nächsten Morgen erledigen. Er hatte es ihm mit Nachdruck erklärt. Dass er sich mit der Rückkehr Zeit lassen und äußerst vorsichtig sein solle, weil er auf sich allein gestellt wäre. Tarbell hatte nicht vor, mit dem zweiten Auftrag bis zum nächsten Vormittag zu warten. Die Kämpfe in Montreal wurden im Pay-TV gezeigt, und er hatte in Motelnähe eine Bar mit entsprechenden Plakaten in den Fenstern entdeckt. Er überlegte, wie lange er für die Rückfahrt nach Marston brauchen würde.

Seine Kleidungsstücke hatte er in kleinen Stapeln aufs Bett gelegt. Daneben die abgesägte Schrotflinte und die Pistole. Drei volle Magazine und eine Box mit Doppel-Null-Munition. Ein Handtuch um die Hüfte geschlungen, saß er auf einem Stuhl. Muskeln auf der blassen Brust und dem Bauch. Eine Narbe wie nach einer Blinddarmoperation, aber dafür zu lang und zu tief. Kreuz und quer über Bauch und Oberarmen zahllose Narbenlinien. Im Fleisch über seinem Herzen ein Loch, ein Krater von der Größe einer Patronenhülse, aber nur halb so tief. Um die alte Wunde Schattierungen von Rosa bis Dunkelrot. Bei jedem anderen hätte die Narbe auch hässlich ausgesehen, aber in seine Haut gegraben wirkte sie noch abstoßender.

Der Mann stand auf und nahm die Kleidungsstücke vom Bett. Zog sich Hemd und dunkle Hose an, dazu graue Socken und maßgefertigte Lederschuhe, dann streifte er das Schulterholster über. Setzte sich wieder auf den Stuhl und betrachtete durchs Fenster den Sonnenuntergang über dem Parkplatz. Roter Himmel im Westen. Als er den Waldrand nicht mehr erkennen konnte, stand er auf, nahm die Pistole vom Bett und schob sie ins Holster. Streifte die Jacke über und verließ das Zimmer, die Faust um den Griff der abgesägten Flinte geschlossen, den Lauf nach oben und unter dem Arm versteckt. Er kam an einer hübschen, aber ungepflegten Frau vorbei, an deren Hand ein kleines Mädchen zerrte. Das Mädchen sah die Waffe, wusste aber nicht, was es war. Die Frau sah sie nicht. Sie hatte nur Augen für den Mann. Er lächelte sie an, bevor er über den dunklen Parkplatz ging. Als die Frau bei ihrem Zimmer ankam, drehte sie sich um, aber da draußen war niemand.

Dreiunddreißig

Daniel hatte auf der Rückbank Platz genommen. Jasper fuhr, Jung Woo saß auf dem Beifahrersitz. Daniel hatte sich die Kapuze seines Sweatshirts über den Kopf gezogen. Er atmete lang und tief und schaute zu, wie Bäume am Fenster vorbeirauschten. Eingestürzte Scheunen wie die Knochen von Dinosauriern. Dorfkirchen mit spitzen Glockentürmen. Sie überquerten eine Grenze. Auf den Straßenschildern rutschte Englisch von oben nach unten. Am Rand der Landstraße sah Daniel einen Jungen, der die Kette seines Fahrrads wieder aufzulegen versuchte. Das Kind hielt eine ölverschmierte Hand hoch. Daniel zog eine Hand aus der Tasche seines Sweatshirts und winkte zurück.

Am späten Nachmittag erreichten sie das Hotel. Im Tal darunter die Lichter der Großstadt, Hafenanlagen im Gewässer dahinter. Jasper und Jung Woo teilten sich ein Zimmer, das durch eine Tür mit dem von Daniel verbunden war. Die Trainer verschwanden und kehrten mit Daniels Abendessen zurück. Zweihundert Gramm gegrillter Fisch von einem Wochenmarkt in der Nähe. Er aß langsam, trank Wasser dazu. Vor dem Wiegen am nächsten Tag musste er noch acht Pfund verlieren. Nachdem er um elf Uhr abends die Tür zugemacht hatte, legte er sich ins Bett und schaltete den Fernseher an, fand auf einem französischsprachigen Sender ein Eishockeyspiel und stellte den Ton leise. Im Zimmer nebenan ging eine Tür zu. Irgendwann machte er den Fernseher aus und lag bei geöffnetem Fenster da, während eine leichte Brise über die Bettdecke strich. Hungrig schlief er ein und hatte einen seltsamen Traum, an den er sich hinterher nicht mehr erinnerte.

Daniel schlief, bis Jung Woo ihn um zehn Uhr morgens weckte. Zum Frühstück aß er Obst und das Weiß von zehn Eiern. Auf der

Badezimmerwaage kam er auf hundertundsieben Kilo. Um vier Uhr nachmittags musste er auf hundertunddrei runter sein. Er fuhr in die Lobby, wo Promoter und Presseleute auf ihn warteten. Fünf Reporter interviewten ihn. Einige der jüngeren Journalisten kannten seine Geschichte nicht oder interessierten sich nicht dafür. Er schüttelte die Hände anderer Kämpfer und redete mit einem Journeyman, der auf der Fightcard weiter unten kämpfte und fast vierzig Fights bestritten hatte, obwohl er fünf Jahre jünger war als Daniel. Der Mann erkundigte sich nach Daniels Auge und Daniel sagte, dass es in Ordnung sei, er es aber nicht noch mal erwähnen solle. Der Mann versprach es. Er musste vor seinem Kampf noch sechzehn Pfund Gewicht verlieren, und Daniel schüttelte ihm die Hand, wünschte ihm Glück und kehrte in sein Zimmer zurück, um sich vorzubereiten.

Er lutschte Eiswürfel durch ein Tuch und wartete auf seine Trainer, damit sie ihm in den Thermoanzug halfen. Langärmeliges Oberteil und enge Hose aus luftundurchlässigem Plastik, das mit Klebeband fest am Körper verschlossen wurde. So ging es in die Sauna, wo Daniel einige Minuten schattenboxte und auf dem Ergometer Rad fuhr. Er verlor Gewicht. Schweiß sammelte sich in seinem Kreuz und lief ihm bis in die Schuhe. Sein Hals wurde trocken und schmerzte, aber reden wollte er ohnehin nicht. Fast eine Stunde lang litt er still, dann saß er in dem dunklen, holzverkleideten Raum und quälte sich noch einige Minuten länger. Als sie ihn abholten, hatte er die Augen eines Wolfs auf der Jagd. Die Waage zeigte hundertundzwei Kilo, an und bis zum offiziellen Wiegen blieb ihm noch eine halbe Stunde. Er sah aus wie aus Holz geschnitzt.

Sein Gegner war ein junger Fighter aus Boston, der am Anfang seiner Karriere zweimal verloren hatte. Seitdem war er ungeschlagen. Er war fünfzehn Zentimeter größer als Daniel und hatte die letzten sechzehn Gegner besiegt. Als Daniel aus dem Umkleideraum kam, fühlte er sich etwas wacklig auf den Beinen. Doch mit jedem Schritt in Richtung Cage bekam er sie besser unter Kontrolle. Er spürte das Hämmern seines Herzens, rieb sich die Knöchel durch die Handschuhe. Er nahm die Stufen zum Cage und lief eine Runde über die Matte. Konnte den Gong kaum noch erwarten und quälte sich durch die Zeit, die der Ansager für ihre Namen brauchte. Als sie sich zum Niederstarren in der Mattenmitte trafen, war der Blick des anderen undurchdringlich. Der Ringrichter ermahnte sie, sich in jeder Runde gut zu schützen. Sie berührten die Handschuhe des anderen. Daniel hielt den Blick fest auf den Gegner gerichtet. Der Ansager verließ den Käfig, und die Assistenten schlossen die Tür. Der andere Fighter schaute nur für eine Sekunde weg. Daniel ballte die Fäuste.

Nach dem Gong nahm Daniel in der Mattenmitte Kampfstellung ein und griff den größeren Fighter mit einem Inside Lowkick und einer rechten Overhand an. Der Gegner krümmte sich, richtete sich aber sofort wieder auf. Schlug zurück. Einige Punches steckte Daniel ein, andere blockte er ab und drängte den Gegner dabei rückwärts gegen den Cage. Der andere attackierte Daniels Beine, aber Daniel sprawlte und wehrte den Takedown ab. Er täuschte an und traf den Gegner mit der Führungshand am Auge. Der andere konterte, musste aber einen Uppercut einstecken, der ihn auf die Knie zwang. Die Trainer riefen dem jüngeren Mann zu, er solle in den Clinch gehen. Beim Aufstehen versuchte er, sich an Daniel zu klammern, aber der schüttelte ihn ab und bombardierte ihn mit Punches und Haken, bis der Mann gegen das Gitter knallte und sich den Kopf hielt. Daniel feuerte einen linken Haken auf den Oberkörper des größeren Mannes ab, und als der andere die Fäuste senkte, traf Daniel ihn mit dem rechten

Ellbogen und einem linken Haken an der Wange. Der Mann fiel um. Im nächsten Moment war Daniel ebenfalls auf der Matte, nahm die Mount-Position ein und bearbeitete den am Boden Liegenden mit den Fäusten. Der andere hielt die Ellbogen eng am Körper, versuchte vergeblich, sich aus der Position zu befreien. Rote Flecken auf Daniels Armen, von den Handschuhen bis zum Trizeps. Der andere bäumte sich ein letztes Mal auf und drehte sich auf die Seite. Der Referee sagte etwas zu ihm. Zuerst beendete er den Kampf nicht, dann doch. Er stieß Daniel mit der Schulter weg, beugte sich über den geschlagenen Kämpfer und bewegte eine Hand vor dessen Gesicht auf und ab.

Die Hände auf den Hüften lief Daniel am Rand des Käfigs entlang. Er schaute zu dem Mann, den er besiegt hatte. Offizielle kamen rein, Ärzte, Sekundanten. Ein Mann im Anzug fing Daniel ab, fragte, wie es ihm ginge, untersuchte seine Augen, checkte seine Hände. Sagte, dass es ein guter Kampf gewesen sei, und verschwand. Die Menge johlte und pfiff. Daniel hob die Hände und die Zuschauer wurden noch lauter. Er ließ die Arme wieder sinken und ging zum anderen Kämpfer. Das Gesicht des Mannes war kaputt, aber er lächelte von seinem Hocker aus zu Daniel hoch. Die beiden gaben sich die Hände, und der blutende Mann klopfte Daniel auf die Schulter, bevor die Offiziellen Daniel beiseiteschoben, damit Ringarzt und Cutman ihre Arbeit machen konnten.

Jung Woo und Jasper hingen über dem Rand des Gitters und Daniel ging zu ihnen. Nacheinander nahmen sie seine Hand und sagten, dass es ein guter Kampf gewesen sei, wirkten dabei aber sehr ernst. Jasper schaute zum Referee, der am anderen Käfigrand stand und durch den Maschendraht mit den Kampfrichtern sprach. Der Promoter war in den Cage gekommen und diskutierte mit dem Referee und den Offiziellen des Kampfsportverbands. Kurz schaute er in Daniels Ecke. Dann ließ er den Referee mitten im Satz stehen und verließ kopfschüttelnd den Cage.

Die Kämpfer wurden in die Mitte gerufen, der Referee stellte sich zwischen sie und packte jeweils ein Handgelenk. Die Nase des geschlagenen Mannes hing schlaff zur rechten Seite, und seine aufgeplatzte Stirn erinnerte an eine gekochte Kartoffel. Das linke Auge war komplett zugeschwollen.

»Was soll der Scheiß, Ref?«, fragte er.

Der Referee gab keine Antwort.

Der Ansager verkündete die Entscheidung der Kampfrichter. Disqualifikation wegen Schlägen gegen den Hinterkopf. Daniel entzog dem Referee seine Hand und ging weg. Kehrte um, aber jetzt standen die Offiziellen zwischen ihm und dem Referee. Dieser hatte die Hand des anderen Kämpfers hochgerissen, aber Daniels Gegner machte sich los und ging zu Daniel. Laute Buh-Rufe erschütterten die Halle. Jemand warf einen Bierbecher gegen das Käfiggitter, und der Inhalt verteilte sich über die Matte.

»Das ist doch Bullshit«, sagte der andere Fighter.

Sie gaben sich noch einmal die Hand und klopften sich gegenseitig auf den Rücken. Daniel verließ den Cage. Der Referee war nirgends zu sehen, aber Daniel dachte schon nicht mehr an ihn. Er marschierte durch den Gang, die Fans klopften ihm auf Arme und Schultern, nannten ihn den wahren Sieger, beschimpften die Punktrichter, riefen Schiebung. Daniel ging durch den Tunnel und steuerte auf den Ausgang zu. Ärzte und Offizielle versuchten, ihn aufzuhalten und zur medizinischen Untersuchung zu zwingen. Sie sagten, wenn er jetzt ginge, würde er nie wieder kämpfen. Drohten, seine Kampfgage einzubehalten. Er blieb stehen und taxierte die Männer. Weigerte sich, noch einmal in die Umkleide zu gehen. Der Promoter kam mit einem Arzt, der Daniel an Ort und Stelle untersuchen sollte, und versprach, Daniel die Kampfgage auszuzahlen. Daniel ließ es geschehen, dass sie seine Bandagen aufschnitten und seine Hände, das Sehvermögen, den Herzschlag untersuchten. Minuten später verließ er die Arena, und die Tür knallte hart gegen die Außenmauer der Halle. Er ging geradewegs zum Auto, und die Fersen seiner nackten Füße färbten sich schwarz auf dem kalten Asphalt.

Vierunddreißig

Murray nahm das Telefon von der Gabel und hörte zu. Er rief Ella in die Küche, gab ihr den Hörer und ging ins Wohnzimmer. Kehrte mit seinem Handy zurück und wählte eine Nummer. Ella hatte einen Stift in der Hand, Murray legte einen Notizblock auf die Arbeitsplatte, und sie schrieb etwas auf. Lange hörte Murray nur den Verbindungston des Handys. Dann ging jemand ran.

»Sarah?«, fragte er.

»Ja.«

»Hat Dan dich angerufen?«

»Ja.«

»Er spricht auf dem anderen Telefon gerade mit Ella.«

»Okay.«

»Madelyn ist oben und schläft. So schnell wird sie nicht wach.«

»Ich bin um sieben da.«

»Wir warten. Mach dir jetzt keine Sorgen.«

Murray legte auf und setzte sich an den Küchentisch. Auf der Platte eine halb volle Flasche Whiskey. Daneben ein Glas, drei Finger hoch gefüllt. Er stand auf, ging mit dem Glas zur Spüle und goss es aus. Wollte es abstellen, doch dann machte er ein paar Schritte, drehte sich um und warf das Glas ins Spülbecken. Besteck klapperte, Gläser klirrten. Ella erschrak und ließ den Telefonhörer fallen. Sie schimpfte mit Murray, er hob den Hörer auf und gab ihn ihr zurück. Dann setzte er sich wieder an den Küchentisch, drehte die Flasche zu und starrte sie an.

Keine zehn Sekunden später winkte Ella ihn zu sich. Er stand auf und nahm das Telefon entgegen.

»Verdammt, wo seid ihr jetzt?«, fragte er.

»Kurz vor Cornwall. Bin in fünfeinhalb Stunden zu Hause.«

»Und was soll ich Madelyn erzählen, wenn sie wach wird?«
»Die Wahrheit«, sagte Daniel. »Ich hab verloren.«

Fünfunddreißig

Am Tresen saßen zwei Männer. Blaue Aureolen aus Rauch waberten um ihre Köpfe. Vor ihnen etliche Bierdosen und zwei übervolle Schnapsgläser. Bis vor Kurzem hatten die beiden auf den Fernseher über der Bar gestarrt. Hatten geschimpft und sich gestritten. Einer hustete laut und schluckte runter, was in seinem Mund war. An seiner rechten Hand fehlte ein großes Stück Daumen, vom Knöchel bis zum Nagel. Die Barfrau kam und nahm die leeren Dosen mit. Sie kannte die beiden mit Namen. Die Männer kippten ihre Whiskeys und bestellten zwei neue. Dann stritten sie weiter.

Tarbell ging zum Tresen und setzte sich in der Nähe der Männer auf einen Barhocker. Auf dem Bildschirm redeten zwei Kommentatoren miteinander, offenbar stand der nächste Kampf an. Tarbell rief nach einem Drink, bevor die Frau hinter der Theke ihn gesehen hatte. Sie drehte sich ihm zu und schaute ihn an, als hätte er ihre Katze getreten. Er starrte zurück und wirkte in Hemd und Sakko gepflegt, verglichen mit den Männern in ihren Stahlkappenstiefeln und Arbeitshemden. Der ranzige Gestank von Schweiß haftete an ihnen. Tarbell bekam seinen Drink spät serviert. Die Männer nahmen ihr Gespräch wieder auf. Der in Tarbells Nähe trug einen feuerfesten Overall, den er komplett ausfüllte. Er kratzte sich unter seinem Baseballcap, während er den Mann mit dem halben Daumen beschimpfte. Die Frau hinter der Bar musterte Tarbell. Er trank viele winzige Schlucke. Stutzte plötzlich und drehte sich auf dem Hocker um.

»Was habt ihr gerade gesagt?«, fragte er.

Die Männer verstummten. Geisterhafter Rauch stieg von den Zigaretten zwischen ihren Fingern auf. Der Mann im Overall schielte zu Tarbell rüber und rutschte leicht zur Seite. Tarbell pfiff in ihre Richtung. Halber-Daumen umklammerte die Tresenkante und kippelte auf seinem Hocker.

»Hä?«, fragte er.

»Habt ihr die Kämpfe gesehen?«

Halber-Daumen sagte Ja. Dass Tarbell die meisten verpasst hätte, auch den von Daniel.

»Wer hat gewonnen?«, fragte Tarbell.

Der Arbeiter hob sein Bier und trank. Stellte es ab und rülpste gegen die geschlossene Faust mit dem fehlenden Fingerglied.

»Der Typ von hier hat verloren. Disqualifiziert. Stinkt gewaltig nach Schiebung, wenn du mich fragst …«

Tarbell stand auf und kippte seinen Drink runter. Zog einen Zehner aus der Brieftasche und legte ihn auf den Tresen. Die beiden Männer redeten wieder über den Kampf. Tarbell hob die Handfläche, um sie zum Schweigen zu bringen.

»Interessiert niemanden, also haltet die Klappe«, sagte er und schob den Schein zur Barfrau.

Overall drückte die Schultern durch und zog das schmutzige Cap vom Kopf.

»Du dämlicher Arsch hast null Ahnung. Weißt du das?«

Tarbell ging zum Ausgang. Stieß die Tür mit der Schulter auf, blieb kurz stehen und schaute zu den beiden Arbeitern am Tresen. Die Tür fiel hinter ihm zu und Wind pfiff durch den verzogenen Rahmen.

Als Tarbell den Parkplatz zur Hälfte überquert hatte, hörte er, wie die Tür erneut geöffnet wurde, dann Schritte auf dem Asphalt. Er drehte nach rechts ab und lief auf eine geschlossene Tankstelle zu, an der eine Lampe eine winzige Lichtpfütze auf den Boden warf.

Die Männer riefen nach ihm. Tarbell duckte sich, langte in den kurzen Schaft seines Stiefels und drehte sich um. Beide Arbeiter waren wesentlich größer als er. Der Mann mit dem halben Daumen war zuerst bei ihm. Tarbell stürzte sich auf ihn, der Mann wehrte ihn mit einem Unterarm ab, taumelte rückwärts und hielt sich den Arm. Arterielles Rot rann über seine Finger. Tarbell ging erneut auf ihn los, und der Blick von Halber-Daumen verriet, dass er wusste, welchen Preis er zu zahlen hatte. Der Blonde hielt ein sechs Zentimeter langes Messer, überwand die hochschnellende Deckung des Gegners und rammte ihm die Dreiecksklinge in den Hals. Er zog den Mann näher. Hielt seinen verschwitzten Kopf mit links und stieß ihm das Messer mit rechts noch einmal in den Adamsapfel.

Der Mann im Overall war dem anderen zu Hilfe gekommen. Er zerrte von hinten an Tarbells Jacke, das Messer glitt aus dem Hals des anderen und malte einen dunkelroten Streifen aufs Pflaster. Der Mann mit dem halben Daumen sackte in sich zusammen und kippte um. Als Overall das Blut sah, das aus seinem Freund floss, ließ er Tarbells Jacke los und wich zurück. Tarbell wirbelte herum und zog die Klinge durch den Nasenrücken des fassungslosen Mannes. Overall schrie tonlos und rannte weg. Schneller, als man es bei seinen schweren Stiefeln, dem massigen Körper und dem Blut, das sich in seinem Mund sammelte, erwartet hätte. Wenige Schritte vor der Bar holte Tarbell ihn ein, rammte ihm das Messer in die rechte Seite, zog es raus und zerschnitt ihm die Kniesehne. Der Mann ging zu Boden. Tarbell schlang ihm von hinten den Arm um den Hals und schleifte den Verletzten in die Dunkelheit hinter der Bar. Dort öffnete er die Halsschlagader des Mannes und ließ ihn ausbluten. Den Sterbenden legte er wenige Meter vom Haus entfernt auf ein Stück Wildgras. Die Augen des Mannes blickten zum sternenlosen Himmel hoch und erloschen.

Tarbell hockte neben dem Arbeiter und wartete, bis die letzte Nebelwolke seine Lippen verlassen hatte. Hemd und Sakko in der Beuge seines Ellenbogens trat er aus dem Gestrüpp und überquerte den spärlich beleuchteten Parkplatz.

Sechsunddreißig

Der schwarze Cadillac kam die Einfahrt hoch und hielt vor dem Gebäude. Sarah stand vom Schreibtisch auf und schaute durch das Bürofenster zum Wagen. Verlagerte das Gewicht von einem Fuß auf den anderen und ging zum Eingang. Schloss auf, trat vor die Tür und steckte den Schlüssel in ihre Kitteltasche. Clayton stieg auf der Beifahrerseite aus und kam ums Auto herum. Sarah sah Wallace King hinter dem Lenkrad sitzen. Winkte ihm zu und er winkte zurück.

»Setzen wir uns«, sagte Clayton.

»Okay.«

Sie gingen zu einer Stützmauer und setzten sich darauf. Das Holz fühlte sich feucht und kalt an. Hinter ihnen Stücke von frisch verlegtem Rasen. Clayton zog einen Joint aus der Hemdtasche und bot ihn Sarah an.

»Ich bin bei der Arbeit«, sagte sie.

»Ich sag's nicht weiter.«

Clayton zündete den Joint an. Inhalierte tief und stieß den Rauch langsam aus.

»Wage ja nicht, ihm was anzutun, Clayton.«

»Wer sagt, dass ich so was machen würde?«

»Es gibt 'ne Menge, was ich über euch weiß, und ich kann mir sehr viel mehr vorstellen, das vermutlich stimmt, wenn die Cops erst mal ein bisschen graben.«

»Vorsicht«, sagte er. »So würde ich an deiner Stelle nicht reden.«

»Womit willst du mir noch drohen, wo du ihn schon fertiggemacht hast?«

»Du hast eine Tochter, um die du dir Sorgen machen könntest.«

Sie wandte ihm langsam das Gesicht zu. Starrte ein Loch durch seine Augen.

»Ich könnte dich auch einfach töten«, sagte sie.

Clayton griff nach ihrer Hand. Sie ballte eine Faust, zog sie aber nicht weg.

»Hab nicht vor, ihm was anzutun«, sagte er. »Dan ist nicht irgendjemand.«

»Und das Geld?«

Clayton ließ sie los und legte die Hände auf seine Knie. Schaute zu den nahen Kiefern.

»Er wird mir die Kampfgage geben müssen. Wie ich gehört hab, haben sie ihm die Prämie auch ausbezahlt. Damit wären wir zur Hälfte quitt.«

»Und dann?«

»Dann hab ich für ihn vielleicht noch den einen oder anderen Job.«

Sarah schluckte. Ließ den Kopf hängen und vergrub das Gesicht in den Händen. Sie senkte die Hände und drückte die Schultern durch. Machte den Eindruck, als müsste sie kotzen, tat es aber nicht.

»Er kommt in einem Stück nach Hause«, sagte Clayton. »Jetzt und in Zukunft. Ich werde ihn nicht mehr solche Jobs erledigen lassen wie früher. Ein paar Kämpfe kann er auch noch machen. Vielleicht kümmere ich mich darum.«

Sarah nahm ihm den Joint aus der Hand. Zog daran und schaute Clayton in die Augen. Clayton schaute zuerst weg.

»Du willst ihn managen?«, fragte sie.

»So was in der Art. Die Leute wissen, wie er sich bei den letzten Kämpfen geschlagen hat. Dass er echte Fighter fertiggemacht hat. Kein Kleinscheiß mehr. Es gibt noch jede Menge Geld zu holen, bevor er eines Nachts tatsächlich zu alt ist.«

Sarah drückte den Joint auf dem Boden hinter der Mauer aus und schnippte ihn in einen nahen Mülleimer. Sie lehnte sich zurück, schaute zum Himmel.

»Du tust nichts dergleichen«, sagte sie. »Aber du wirst dafür sorgen, dass deine Leute ihn verdammt noch mal in Ruhe lassen.«

Sie stand auf. Clayton auch.

»Ich hab mich früher schon um ihn gekümmert«, sagte er. »Oft.«

»Wenn du ihn nicht in Ruhe lässt, werden wir niemals heil aus der Sache rauskommen.«

Clayton gab Wallace ein Zeichen. Der Motor sprang an.

»Wir reden ein andermal weiter«, sagte er. »Deinem Mann geschieht nichts. Ich hab nicht vor, ihm wehzutun, und das wird auch sonst niemand.«

»Versprich es«, sagte sie und hielt ihm die Hand hin.

Clayton schaute ihr in die Augen und gab ihr die Hand drauf. Sarah drehte sich um und nahm den gepflasterten Weg zum Eingang des Altersheims. Ging rein, ohne noch etwas zu sagen. Clayton stieg ins Auto. Der Cadillac wendete am nördlichen Ende des Parkplatzes und kam am Büro vorbei. Sarah war nicht da.

Wallace fuhr durch die verlassenen Straßen der Stadt. Die meisten Verkehrsschilder und Ampeln nahm er lediglich als Vorschläge. Auf Höhe des Polizeireviers hielt er vor einem Stoppschild und Clayton schaute zum Gebäude. Wallace ließ sein Fenster runter und spuckte auf die Straße. Sie fuhren weiter.

»Wie lange noch bis zum Treffen mit meinem Neffen?«, fragte Clayton.

»Etwa fünf Stunden.«

Clayton schaute auf die Uhr im Armaturenbrett.

»Ist ja noch 'ne Weile hin«, sagte er.

»Jep.«

»Auf dem Handy hast du ihn nicht erreicht?«

»Der verdammte Irre geht nicht ran«, sagte Wallace. »Vielleicht hat er's weggeschmissen. Vielleicht schläft er.«

»Glaubst du?«

Wallace schaute grimmig.

»Würd mich nicht wundern, wenn er niemals schläft.«

»Er wird pünktlich da sein«, sagte Clayton. »Wenn er oben im Norden erledigt hat, was zu erledigen war.«

»Okay.«

Kurz vor Tagesanbruch erreichten sie Claytons Bar. Wallace parkte den Wagen und stellte den Motor aus.

»Ich hau mich hinten aufs Ohr«, sagte Clayton. »Du versuchst, ihn herzuholen. Dann legst du dich auch ein paar Stunden hin.«

Wallace nickte. Er stieg aus dem Auto, streckte sich zu seiner vollen Größe und wippte auf die Absätze zurück. Clayton stieß die Tür der Bar auf und ging rein. Wallace setzte sich auf die Motorhaube und schaute zur Bar. Die Füße auf dem Boden, die Knie angewinkelt, die langen Arme vor der Brust verschränkt, saß er da wie ein gigantischer Golem, der einen Eingang bewacht. Er hörte die Fledermäuse, die im bleichen Licht des frühen Morgens nach Hause schossen. Er zog den kleinen Metallbehälter aus der Innentasche seiner Jacke, drehte ihn auf und schüttelte etwas Weißes in den Deckel. Schnupfte es durch ein Nasenloch und steckte den Behälter wieder ein. Spürte das Metall der Pistole an seinem Brustkorb. Einen Augenblick später zog er sein Handy aus der Tasche und wählte eine Nummer. Wartete lange, bevor er auflegte. Und wählte dann noch mal.

Siebenunddreißig

Das Mädchen wurde wach, weil ihm jemand die Locken aus der Stirn strich. Sie war erst in den frühen Morgenstunden weggedämmert, aber dann war ihr Schlaf tief und fest gewesen. Sie erwachte nicht gleich, aber irgendwann ging ein Auge auf. Dann das zweite. Sarah saß auf dem Bett, eine Hand neben Madelyn auf der Matratze, die andere damit beschäftigt, dem Mädchen die Haare hinters Ohr zu streichen.

»Mom?«

»Hey.«

»Hast du was von Dad gehört?«

Sarah nickte. Das Mädchen schob die Decke schlaftrunken zur Seite.

»Nein, Schatz«, sagte Sarah. »Du bleibst noch ein bisschen bei Murray und Ella. Ich warte zu Hause auf Dad. Dann holen wir dich zusammen ab.«

»Okay.«

Der Kopf des Mädchens sank nach hinten. Doch bevor ihre Wange wieder das Kissen berührte, versuchte sie, den Schlaf abzuschütteln und sich aufzusetzen. Sarah schob das Mädchen sanft zurück. Blieb auf der Bettkante sitzen.

»Was ist denn?«, fragte sie

»Ich wusste, dass er gewinnt.«

Sarah legte eine Wange auf ihre Schulter und blickte zu den Schatten in der Zimmerecke. Sie nahm ein Handgelenk ihrer Tochter und drückte es sanft.

»Sagst du Dad, ich hab's gewusst?«

»Mach ich. Und jetzt schlaf weiter.«

Achtunddreißig

Taufrost hing an den Rändern des Seitenspiegels, den die Hand des Mannes neu ausrichtete. Die Sonne musste noch an den Wipfeln der Kiefern vorbei, und er sah den schwachen Hauch seines Atems im Wagen. Er lehnte sich zurück und starrte im Spiegel auf den Hinterreifen. Im Ackerboden war der Gummi ein paar Zentimeter eingesunken. Tarbell beobachtete die südöstliche Ecke des entfernten Hauses, die unbefestigte Straße dorthin. Er wartete auf aufsteigenden Staub, hochgescheuchte Vögel, leises Rumoren in der Erde.

Tarbell öffnete die Augen, sah das Lenkrad, die Anzeiger auf dem Armaturenbrett. Er setzte sich auf und musste sich erst orientieren. Als er wieder zum Haus schaute, sah er den Pick-up in der Einfahrt, das vordere Drittel vom Schatten des Gebäudes verdeckt. Im Unterhemd stieg er aus, zog den klammen Baumwollstoff aus dem Hosenbund und über den Griff der im Gürtel steckenden Pistole. Die Wagentür ließ er offen. Verfluchte sich selbst, weil er weggedöst war. Er machte ein paar Schritte über das Feld, hielt an und kehrte um. Stieg noch einmal kurz ins Auto.

Als er durch die Furchen zwischen den Saatreihen ging, stob ein Schwarm Spatzen auf und flog davon. Er marschierte auf das Haus zu, unter dem rechten Arm die Flinte, deren abgesägter Doppellauf wie ein Pendel neben seinem Knie hin und her schwang.

Sarah wrang ihre Haare in einem Handtuch aus und warf es über den Haken an der Badezimmertür. Barfuß ging sie in die Küche. Kaffee lief durch die Maschine, sie goss sich einen Becher ein und trank, hob einen Fuß von den kalten Bodenfliesen und drückte ihn gegen eine Schranktür. Drehte sich um, stellte den Becher ab und nahm eine Flasche aus dem Regal. Kippte einen Schuss Whiskey in den Kaffee und rührte mit einem Löffel um. Drehte sich wieder um, lehnte sich an die Arbeitsplatte und trank. Stille um sie herum, sie lauschte dem Geräusch ihres Atems, dem leisen Klagegesang des alten Hauses.

Sie stellte den leeren Becher in die Spüle und schaute aus dem offenen Fenster. Ein langer Schatten auf dem Rasen, der seine Form ständig änderte. Daneben ein stockförmiger Umriss, der allmählich länger wurde. Eine Sekunde lang starrte sie darauf, dann kauerte sie sich hin. Hörte Schritte auf dem Fingergras. Die Füße stoppten, und Sarah griff nach der Kante eines unteren Regalbretts, klammerte sich daran. Wieder Schritte, leiser werdend. Sarah wartete.

Einen Moment später kehrten die Schritte zurück und gingen in anderer Richtung ums Haus. Sarah drehte den Kopf, schaute zur Hoftür. Schräges Licht fiel durch die Risse im Holz und landete auf einer Fliese in Sarahs Nähe. Als der dünne Lichtstreifen verschwand, sprang sie auf und wollte zum Schrank auf der anderen Seite der Küche laufen, wo sie die Fleischmesser in einer Schublade aufbewahrten. Der Türknauf drehte sich langsam. Sarah rannte zur Tür, schob die Kette in die Schiene und wich zurück. Als die Tür aufsprang, spannte sich die Kette, hielt aber. Sarah stand in der Küche, Eiseskälte in ihren Eingeweiden. Die Tür wurde zurückgezogen, die Kette erschlaffte. Eine Männerhand langte durch den Spalt und suchte nach dem Zapfen der Kette.

Die Hand hatte gerade das Kettenende gefunden, als Sarah Anlauf nahm und sich mit der Schulter gegen die Tür warf. Sie legte ihre ganze Kraft in den Sprung, und der Arm des Mannes wurde gegen den hartkantigen Rahmen geschmettert. Sarah hörte Knochen brechen, dann hing der Arm in einem neuen Winkel nach unten. Im nächsten Moment wurde er zurückgezogen, und die Tür fiel so schnell zu, dass Sarah vorwärts taumelte und zu Boden ging. Sofort kam sie wieder hoch und verriegelte die Tür. Sie hörte den Mann schreien. Rannte zur Vordertür, verriegelte sie, lief wieder in die Küche und schob den Tisch in den Flur.

Sie war keine fünf Schritte weit gekommen, da wurde die Haustür von einer Salve getroffen und mit Wucht nach innen gedrückt. Der Donner hallte durchs ganze Haus. Sarah wurde durch die Luft geschleudert und landete auf der Schwelle zur Küche. Im nächsten Moment brach Tarbell mit dem Flintenschaft die oberen Türreste aus dem Rahmen und stieg über die spitzzackige untere Hälfte ins Haus. Schlamm auf Hose und Hemd, in den Haaren. Sein verletzter Arm war völlig verdreht, und er schrie seinen Schmerz noch immer heraus. Als er Sarah auf dem Boden sah, blieb er stehen. Dann ging er um den Tisch herum auf sie zu.

Auf Sarahs Shirt blühte es Karmesinrot. Eine Hand lag auf ihrem Herzen, die andere umklammerte die Kante der Türzarge. Tarbell legte die Flinte auf die Arbeitsplatte in der Küche und marschierte wieder an Sarah vorbei. Durch das Wohnzimmer, den Flur entlang, in die Schlafzimmer. Pistole im Anschlag, Finger am Abzug. Sarah lag alleine da und starrte an die Decke. Sie atmete ein und wieder aus. Es war ihr letzter Atemzug.

Fünfter Teil

An einem Freitagnachmittag überquerte sie die südliche Grenze zu Montana. Ihre Schwester hatte das Kind noch nie gesehen und auch Sarah seit über zwei Jahren nicht mehr. Sarah rief Daniel an, um ihm zu sagen, dass sie angekommen sei, aber danach kam kein Anruf mehr. Als Daniel es am Sonntagabend bei ihr versuchte, ging sie nicht ran. Er stieg in den Pick-up, nahm den Highway 2 in Richtung Süden und überquerte irgendwann den neunundvierzigsten Breitengrad.

In der Stadt, in der sie geboren war, gab es vier Ampeln und eine Tankstelle. Ein runtergekommenes Hotel über einem Schnellimbiss. Die Adresse ihrer Schwester bekam er von der Frau hinter der Theke. Er fuhr zu dem Haus, eigentlich nur ein aufgebockter Wohnwagen. Eine Wäschespinne drehte sich im Chinook-Wind. Niemand war zu Hause. Daniel kehrte zum Imbiss zurück und erfuhr, wo der Vater wohnte.

Er raste über nachtschwarze Straßen, bis er das einsame Farmhaus inmitten öder Felder entdeckte. Kurz bevor er das Gebäude erreicht hatte, ging auf der Veranda ein Licht an. Als er ausstieg, sprang die Tür auf, und ein großer Mann mit weißem Haar trat heraus. Er hielt das Gewehr eines Infanteristen und richtete es auf Daniel. Ein Schrei drang aus dem Haus und wurde ins weite Dunkel davongetragen. Der alte Mann drehte sich um und brüllte etwas. Daniel verlangsamte das Tempo nicht, und als er den Fuß auf die erste Treppenstufe stellte, legte der Alte einen Finger an den Abzug. Daniel stieg die Treppe hoch und spürte den harten Gewehrlauf an seiner Brust, bevor er ihn mit der Außenkante seiner Hand beiseitewischte und den Alten rückwärts in die eigene Küche stieß. Sarah und ihre Schwester saßen dort, Daniel gab der Schwester die Waffe und legte einen Arm um seine Frau. Ihr Vater kauerte auf dem abgeschabten Linoleumboden, betrunken, langsam in seinen Bewegungen.

Während Sarah das Baby holte, stierte der Alte Daniel über den Tisch hinweg an. Die Schwester stand neben der Anrichte, das Gewehr mit dem entfernten Schlagbolzen sicher an ihrer Seite. Sarahs Ausweis und Führerschein hatten sie im Schrank in der Kaffeedose gefunden. Der Alte trank gläserweise Bourbon und fing nach einer Weile an zu weinen. Ohne ein Wort verließ Sarah das Haus mit dem Kind auf dem Arm. Daniel stand auf. Die Schwester legte das Gewehr vor ihrem Vater auf den Tisch, warf den Schlagbolzen in die Spüle und ging raus. Daniel blieb auf der Schwelle stehen und sah, wie sich der alte Mann die Tränen von den stoppeligen Wangen wischte, bevor er erneut nach der Flasche griff. Es dauerte lange, bis er den Kopf hob.

»Hat schon mal jemand 'ne Knarre auf dich gerichtet?«, fragte er.

»Nein«, sagte Daniel.

»Hast dich gut geschlagen, mein Sohn.«

»Ich bin nicht dein Sohn«, sagte Daniel. »Du wirst sie nie wiedersehen.«

»Okay.«

»Wenn du dich jemals im Norden blicken lässt, begrab ich dich dort.«

Neununddreißig

Murray hörte die Schüsse und ging in den Garten. Er reckte den Hals, aber ein Gehölz versperrte ihm die Sicht auf das kleine Haus. Sein Blick schweifte zu den Feldern, und dort sah er das Auto. Er versuchte, die Marke zu erkennen, dann kehrte er ins Haus zurück und verriegelte die Tür.

Er schob Madelyn die Kellertreppe runter. Ella folgte ihnen. Madelyn stellte ununterbrochen Fragen, aber Murray legte den Finger an die Lippen, und das Mädchen verstummte. Mit mürrischem Gesichtsausdruck setzte sie sich auf die alte Sitzbank eines Chevys. Murray drückte Ellas Hand, und zuerst wollte sie nicht loslassen, aber dann tat sie es doch. Er ging nach oben.

Er lief ins Schlafzimmer und zum Kleiderschrank. Seine einzige Waffe war eine Zweiundzwanziger-Flinte, mit der er Murmeltiere und Ratten jagte. In der Kommode eine halb leere Patronenbox. Er riss den Kammerstängel nach oben, schob den Bolzen hin und her und blies fest in die Kammer. Legte Patronen ein und schob den Bolzen wieder vor. Die restliche Munition steckte er in die Hosentasche, dann ging er in den Keller zurück.

Zehn Minuten später kamen schlammige Schuhe am winzigen Fenster vorbei. Murray sah sie und zog Ella und das Mädchen in die hintere Ecke des Raums. Dass Tarbell anhielt, durch die dreckige Scheibe spähte und weiterging, sah er nicht. Kurz darauf hörten sie es an der Haustür klopfen. Zuerst ein leises Pochen. Dann mehrere harte Schläge. Murray hob die Flinte und entsicherte sie. Eine Viertelstunde später hielt er die Waffe immer noch gezückt, aber im Haus oder draußen waren keine weiteren Geräusche zu hören gewesen.

»Vielleicht war's Daniel«, sagte Ella.

Murray schüttelte den Kopf.

»Er hätte nach uns gerufen«, sagte er.

Sie warteten und warteten, dann stand Murray auf.

»Wo zum Teufel willst du hin?«, fragte Ella.

»Nur mal kurz gucken.«

»Ich komm mit«, sagte Madelyn und stand auf.

»Du bleibst hier«, sagte der alte Mann.

»'Nen Scheiß werd ich.«

Murray packte Madelyn am Arm, bevor sie zur Treppe laufen konnte. Mit der einen Hand umklammerte sie sein Handgelenk, mit der anderen zog sie an seinem Kragen. Er versuchte, sie wegzuschieben und hob sie dabei fast vom Boden hoch. Ella ging schimpfend dazwischen und riss sie auseinander.

»Madelyn, du bleibst gottverdammt noch mal hier unten«, sagte Murray. »Und jetzt Schluss.«

Ella schaffte es, das Mädchen festzuhalten. Madelyn sah aus, als würde sie in Tränen ausbrechen, und das war für den alten Mann fast zu viel.

»Sorg dafür, dass sie hier bleibt«, sagte er zu seiner Frau.

»Pass auf dich auf«, erwiderte Ella.

Murray nickte, dann nahm er eine Hand des Mädchens und hielt sie sanft. Sie wehrte sich nicht. Drückte nur einmal fest zu.

»Du musst hier unten für mich die Stellung halten«, sagte er. »Machst du das?«

Madelyn nickte.

Murray ließ die Hand des Mädchens los, küsste seine Frau und stieg die Kellertreppe rauf. Verriegelte die Tür von außen.

Eine halbe Stunde später ging die Tür zum Hof auf und zu. Oben schwere Schritte. Der Riegel der Kellertür wurde zurückgezogen, und Murray kam die Treppe runter, das Gesicht aschfahl. Er sah seine Frau und das Mädchen in der Ecke sitzen, schloss die

Augen und schluckte schwer, bevor er die Flinte an eine Wand stellte und sich auf den kalten Zementboden hockte. Plötzlich sprang er auf und ging zu den beiden. Er half Madelyn hoch, schaute sie lange an. Blickte dann zu seiner Frau.

»Wir müssen hier weg«, sagte er.

Sie schoben Madelyn und den kleinen Koffer mit ihren Sachen auf die Rückbank des Autos. Sagten ihr, sie solle sich anschnallen. Sie hatten sie anlügen müssen, damit sie überhaupt zum Auto ging. Bevor der alte Mann die Tür zuwarf, drückte er die Kindersicherung rein, ohne dass das Mädchen es mitbekam. Murray kehrte ins Haus zurück. Ella kam ihm entgegen. Sie ließ die Taschen fallen und schlang die Arme um ihren Mann. Murray hielt sie fest, legte eine raue, schwielige Hand auf ihren Hinterkopf und strich ihr übers Haar.

»Gütiger Gott«, keuchte sie.

»Wir müssen hier weg.«

Ella nickte und ließ ihn los. Wischte sich mit den Daumenknöcheln über die Augen, bevor sie die Taschen hochnahm. Murray wollte an ihr vorbei in den Flur, als er das Dröhnen eines sich nähernden Autos hörte. Murray und Ella schauten sich an und gingen schnell auf die Veranda.

»Ist es das, das auf dem Acker gestanden hat?«, fragte sie.

»Nein.«

Sie überschattete die Augen mit einer Hand.

»Daniels Pick-up«, sagte sie. »Er sitzt am Steuer.«

Murray stieg die Treppe runter und lief, das rechte Bein leicht nachziehend, die Einfahrt hoch. Bald erreichte er das Gestrüpp am Ende des Grundstücks, baute sich mitten auf dem Weg auf und winkte dem Fahrzeug wie wild zu. Der alte Mann stand hoch aufgerichtet da, bis das Auto das Tempo drosselte und anhielt.

Kurz stützte er die Hände auf die Knie, dann richtete er sich wieder auf. Daniel stieg aus dem Pick-up und kam auf ihn zu. Als er Murrays Miene sah, wurden seine Schritte langsamer und er blieb stehen.

»Wo ist meine Tochter?«, fragte er.

»Ihr fehlt nichts. Wir haben sie ins Auto gesetzt.«

»Wo ist meine Frau?«

Murray ging zu ihm. Er hatte Tränen in den Augen. Knirschte mit den Zähnen.

Daniel trat einen Schritt zurück und schaute durch die Bäume zu seinem Haus. Er wollte sich umdrehen, aber Murray hielt ihn am Stoff seines Shirts zurück. Der alte Mann hob eine Faust und schüttelte Daniel an der Schulter. Er öffnete die Faust und verpasste ihm eine Ohrfeige. Daniel schien es nicht zu merken, aber er sah den alten Mann an, als wäre er ein Fremder. Er riss sich los, schubste Murray zur Seite und stieg ins Auto. Fuhr um den alten Mann herum und nahm die Schotterpiste, die zu seinem Haus führte. Murray beugte sich vor und stützte die Hände auf die Knie. Staub und Schmutz in seinen Haaren, Geschmack von Rollsplitt in seinem Mund. Er hörte das Motorengeräusch leiser werden und richtete sich auf. Sah, wie Ella durch das Autofenster auf das Mädchen einredete. Madelyn war klar geworden, dass sie gefangen war. Sie hämmerte gegen die Scheibe, trat gegen den Vordersitz, den Türgriff. Murray spuckte aus. Holte tief Luft. Dann ging er zum Haus zurück und setzte die Füße dabei nacheinander in die Reifenspuren im lehmigen Boden.

Vierzig

Wallace King nahm den Anruf auf seinem Wegwerfhandy entgegen. Schrieb etwas in seine Handfläche. Die abgelegene Adresse, zu der die Streifenwagen unterwegs waren. Er stieg aus dem Auto und ging in die Bar. In den mit Panzerriegel gesicherten Raum, in dem Clayton auf einem Feldbett schlief. Wallace bückte sich und rüttelte an der Schulter seines Bosses. Clayton öffnete die Augen, bewegte sich aber nicht. Wenige Sekunden später hob er den Arm mit der Uhr. Wallace hielt sich eine Hand vor den Mund.

»Was gibt's?«, fragte Clayton.

»Dein Freund vom Revier hat angerufen.«

»Und?«

»Die Cops erzählen über Funk was von einer Leiche. Draußen, in Dans Haus.«

Clayton richtete sich auf, schwang die Beine vom Feldbett und stand auf.

»Gib mir dein Handy«, sagte er.

Clayton führte zwei Telefongespräche. Das erste vom Büroapparat, das zweite von Wallaces Handy aus, während er nach vorne in die Bar ging. Wallace stellte sich ans Fenster und schaute raus. Drehte sich um und schüttelte den Kopf. Clayton ging hinter den Tresen und goss sich ein Glas Whiskey ein, sprach dabei ins Headset. Er beendete das Gespräch und legte das Handy auf den Tresen. Er hatte das Glas gerade an die Lippen gehoben, als ein Auto am Bordstein vor dem Gebäude hielt.

Tarbell kam in zerknitterter Hose und fleckigem Unterhemd durch die Tür. Hintern und Rücken total verdreckt. Er hatte die Ärmel seines Sakkos zusammengeknotet und als Schlinge für den gebrochenen Arm um Hals und linke Schulter gelegt. Seine schlaflosen Augen fixierten Clayton, in seinem Blick kaltblütiger Wahn.

»Was hast du da für 'ne Scheiße verzapft?«, blaffte Clayton.

»Hab den Kämpfer gesucht«, erwiderte Tarbell. »Er war nicht da, nur seine Frau.«

Weiter kam er nicht. Wallace war mit einem langen Schritt bei ihm und feuerte eine linke Gerade gegen seinen Kiefer. Tarbell krümmte sich und fiel auf den schmutzigen Teppich, ohne aber das Bewusstsein zu verlieren. Er rollte zur Seite, bis er mit dem Hinterkopf gegen den Fuß eines Stehtisches schlug. Seine Hand tappte träge zu seinem Gürtel, aber Wallace trat fest auf sein Handgelenk. Zog seine Pistole und richtete sie auf Claytons Neffen.

Wallace King stand über Tarbell und schaute zu Clayton hin.

»Wo soll ich dieses Stück Scheiße erledigen?«

»Hol den Doc«, sagte Clayton.

Wallace trat noch fester zu.

»Willst du mich verarschen?«, fragte er.

Clayton erwiderte nichts. Goss sich einen weiteren Whiskey ein, lehnte sich an die Bar und wartete, bis Wallace seinen Neffen entwaffnet und die eigene Pistole ins Holster gesteckt hatte. Dann zog Wallace sein Handy aus der Tasche und setzte sich auf eine Bank. Während Clayton ihn aufmerksam beobachtete, rief er den Arzt an und warf das Handy danach auf den Tisch.

Einundvierzig

Der Constable stand neben dem Haus. Er hatte die zerstörte Tür und den mit Blut verschmierten Rahmen gut im Blick. In die Küche, wo die Detectives ihre Arbeit machten, hatte er nicht geschaut. Er war einmal durchs Haus gegangen, das hatte ihm genügt. Die gesamte Wohnzimmereinrichtung lag zertrümmert in einer Ecke des Raums. Der Fernseher stak draußen im Rasen, um ihn herum die Splitter des vorderen Fensters. Im Flur waren fast sämtliche Gipskartonplatten rausgerissen worden, an den wenigen Resten sah man blutige Handabdrücke. Den Blick auf die Reifenspuren des Mörders geheftet, ging Constable Smith zu dem nahen Feld. Er kam zu der Stelle, wo der Mörder in den frühen Morgenstunden geparkt und das Haus beobachtet hatte. Besah sich die tiefen Furchen, die die Autoreifen in den feuchten Boden gedrückt hatten. Er richtete sich auf. Sah in der Ferne das alte Farmhaus am Rand der Landstraße.

Constable Smith schritt die Fenster des Hauses ab, in keinem Raum brannte Licht. Alle Türen waren verschlossen. Im Wohnzimmer waren sämtliche Stecker aus den Wanddosen gezogen worden. Er hämmerte gegen die Haustür. Nichts rührte sich. Er ging die Veranda entlang, schaute ein zweites Mal ins Wohnzimmer, und dort auf dem Boden sah er den Rucksack des Mädchens. Bücher und Zettel überall verstreut. Er ging weg und kam zehn Minuten später zurück, ein Dietrich-Set in der hinteren Hosentasche. Constable Smith besah sich das Schloss, nahm den Spanner und suchte einen passenden Haken. Er machte sich mit dem Werkzeug am Schlüsselloch zu schaffen. Einer der Stifte gab nach. Der Constable arbeitete weiter, bis alle Stifte in der richtigen

Position waren und er das Schloss entsperren konnte. Dann drehte er den Türknopf und ging ins Haus.

Es gab keine Anzeichen für einen Kampf, nichts war umgeworfen oder beschädigt worden. Constable Smith zog seine Schuhe im Flur aus, ging durch sämtliche untere Zimmer des alten Hauses und nahm die Treppe zum oberen Stockwerk. Er entdeckte ein Zimmer, in dem sich das Mädchen offenbar eingerichtet hatte. In dem geöffneten Kleiderschrank klaffte eine breite Lücke leerer Bügel. An der Wand daneben eine Kommode mit rausgezogenen, halb leeren Schubladen. Im großen Schlafzimmer das gleiche Bild. Der Constable ging nach unten in die Küche und blätterte den Stapel Rechnungen und Briefe auf der Arbeitsplatte durch. Er las die Zettel und Einkaufslisten an der Pinnwand. Betrachtete die Fotos und Postkarten, die mit Magneten am Kühlschrank befestigt waren. Nirgendwo Fahrkarten, Reisepläne, Adressen. Der Constable hatte das Gefühl, beobachtet zu werden. Er blickte über die Schulter, aber da war niemand.

Er entdeckte die Kellertür und stieg in die klamme Dunkelheit runter. Eine Schnur berührte seine Wange und er zog daran. Im trüben Schein der schmutzigen Glühlampe untersuchte er die Spuren auf dem staubigen Zement. Ein Gewirr von Schuhabdrücken unterschiedlicher Größe. Der Constable zog erneut an der Schnur und sah den Keller nun im spärlichen Tageslicht, das durch das winzige Fenster einfiel. Er schaute durch die Scheibe über ein Rasenstück und Wildgräser bis zu der Stelle, wo er keine zwanzig Minuten zuvor auf dem Feld gestanden hatte.

Das Funkgerät knackte und bellte seinen Namen.

»Komme gleich«, sagte der Constable. »Habt ihr den Wagen schon gefunden?«

Ein Nein vom anderen Ende.

»Hier steht auch kein Fahrzeug«, sagte Smith. »Überall Reifenspuren, aber kein Auto, dem man sie zuordnen könnte.«

»Verstanden, komm jetzt bitte wieder rüber«, sagte die Stimme.

»Mach ich«, sagte Smith.

Bevor er das Haus verließ, schaute er sich noch mal in der Küche um. Betrachtete das Foto von Daniel, Sarah und ihrer Tochter, das in der Mitte der Kühlschranktür hing. Schüttelte den Kopf.

»Entweder wir finden ihn jetzt oder nie«, sagte er zu sich selbst.

Im Flur zog er die Schuhe wieder an. Er verließ das Haus und ließ die Tür hinter sich zuschnappen. Nahm das Werkzeug wieder zu Hilfe und schloss ab. Es ging ganz leicht.

Zweiundvierzig

Der Arzt kam mit seiner Tasche mit den Schmerzmitteln und Antibiotika, Nadeln und Mullbinden, Schienen und Bandagen. Er betäubte den Verletzten und richtete den Armbruch. Nähte die Wunde und legte einen Stützverband an. Alles auf dem langen Tisch, wo Wallace und Clayton den Patienten hingelegt und unter Drogen gesetzt hatten. Der Doc ließ drei Röhrchen mit Schmerztabletten da und ein Medikament, das vor einer Infektion schützen sollte. Er säuberte eine Stelle an Tarbells Schulter und zog eine Tetanusspritze auf, gegen die sich Tarbell schlaftrunken wehrte, bis Wallace ihn auf die Tischplatte runterdrückte. Der Arzt erklärte, wann Tarbell die Tabletten nehmen müsse, und riet ihnen, möglichst bald einen festen Verband anlegen zu lassen. Wallace steckte zweitausend Dollar in die Arzttasche, zusammengerollte Scheine, gehalten von einem Gummiband. Der Arzt ließ die beiden Männer mit dem weggetretenen Patienten allein.

»Ich versteh's einfach nicht«, sagte Wallace.

»Was denn?«

»Warum er nicht längst unter der Erde liegt.«

»Glaubst du, das würde was ändern?«, fragte Clayton. »Tut es nämlich nicht.«

»Dann sind wir am Arsch.«

»Das steht noch nicht fest.«

Wallace lehnte sich an die Wand. Er schaute überall hin, nur nicht auf den Mann, der vor ihm auf dem Tisch lag.

»Clayton«, sagte er. »Mit Gefühlen hab ich nicht viel am Hut. Aber diesen Wichser hasse ich so sehr, das glaubst du gar nicht.«

»Ich weiß. War ein Fehler, ihn herzuholen. Aber jetzt brauchen wir ihn.«

»Wofür?«

»Daniel wird nach ihm suchen, und das wird keiner von den beiden heil überstehen«, sagte Clayton. »Sollte er danach immer noch nicht tot sein, werden wir meinen Scheißfehler gradebiegen.«

Wallace rutschte an der Wand leicht nach unten.

»Die Vorstellung, dass er Daniel umbringt, macht mich krank.«

»Mich auch«, sagte Clayton. Er ging zu Wallace und drückte eine Hand auf seinen Nacken. »Ich liebe den Jungen wie einen Sohn. Aber dass er mich umbringen will, gefällt mir nicht.«

Wallace nickte.

»Ich will morgen auch noch hier sein«, sagte Clayton und schüttelte Wallace an der Schulter. »Und so sehr liebe ich niemanden, dass ich dafür nicht alles tun würde.«

Tarbell fuhr am späten Nachmittag mit seinem Auto weg, nachdem die Wirkung der Medikamente nachgelassen hatte. Er hatte sich mit der funktionierenden Hand rasiert. War frisch geduscht und trug einen von Claytons Anzügen. Er hatte genug Waffen dabei, um eine ganze Polizeikaserne zu stürmen. Er sollte Claytons Festung sichern, wo sich die anderen später mit ihm treffen und verbarrikadieren wollten. Auf das warten wollten, was auf sie zukommen mochte. Als Tarbell die Bar verließ, kamen ihm zwei Männer in Kevlarwesten entgegen, und er grinste sie im Vorbeigehen an. Moreau und Armstrong marschierten nacheinander in die Bar. Armstrong blieb kurz stehen und sah Tarbell durch die schlafenden Straßen der Stadt davonfahren.

Als Tarbell das Tor erreichte, stand dort kein Wachposten. Er musste aussteigen und den Sicherheitscode selbst eingeben. Das große Stahltor glitt zur Seite. Er fuhr rein, hielt hinter der Mauer an, um sicherzugehen, dass sich das Tor wieder geschlossen hatte, bevor er seinen Weg fortsetzte. Er parkte auf dem Platz vor dem Haus und schleppte einen Armeesack auf die vordere Veranda, stellte ihn ab und ging den zweiten holen. Er hievte den Sack die Stufen rauf und entriegelte die gesicherte Tür. Dann trug er beide Armeesäcke nacheinander ins Haus. Als er wieder rauskam, suchte er das Gelände mit den Augen ab. Keine Sterbensseele außer ihm, um ihn herum Wald, Stacheldraht und das Gewässer im Süden. Die Kiefern neigten sich sanft im Wind.

Im Haus ging er von einem Zimmer ins nächste, kontrollierte im Erdgeschoss die Panzerriegel an den Metalltüren und die Gitter vor den Fenstern. Dann schleppte er die Armeesäcke in den ersten Stock. Der Mann hatte sich eine kugelsichere Weste übergestreift und zog die Gurte fest. Er checkte seine Waffen und legte sie im Arbeitszimmer auf einen großen runden Holztisch. Überprüfte eine Reihe von Monitoren, die mit den überall auf dem Gelände verteilten Überwachungskameras verbunden waren. Als Letztes befestigte er eine Lederscheide an seinem Gürtel. Da er nur eine Hand benutzen konnte, brauchte er dafür ziemlich lange. Er griff nach dem Jagdmesser, das er dem toten Mohawk abgenommen hatte, schob es in die Scheide, zog es raus und steckte es wieder rein. Tarbell starrte auf seinen verletzten Arm in dem Stützverband. Bewegte langsam die Finger. Löste die Schlinge und ließ sie auf den Boden fallen. Seine abgesägte Schrotflinte lag auf dem Tisch, er klappte sie auf und lud sie. Dann steckte er seine Pistole ins Holster und ging wieder nach unten. Er setzte sich auf die unterste Treppenstufe und beobachtete die Tür, die Flinte wie eine Opfergabe quer über den Knien.

Dreiundvierzig

Bei Einbruch der Dämmerung stand Wallace King vor der Bar. Straßenlampen gingen an und leuchteten schwach. Draußen war nichts zu entdecken, das ihm Sorgen bereitet hätte. In der Bar sah er die beiden Männer in den Kevlarwesten an einem langen Tisch sitzen, vor ihnen Waffen und Wassergläser. Wallace wählte eine Nummer auf seinem Handy, hörte aber nur den Verbindungston. Er steckte das Handy in die Tasche und betrat die Bar. Moreau und Armstrong schauten ihn ausdruckslos an, aber ein Bein von Moreau zuckte unter dem Tisch auf und ab. Wallace ging an ihnen vorbei und klopfte an die Bürotür. Clayton steckte den Kopf raus.

»Ich erreich Dan nicht«, sagte Wallace.

»Und mein Scheißneffe?«

»Hat alles vorbereitet.«

»Wir müssen hier weg«, sagte Clayton.

Clayton kam aus dem Büro und ging zu den vorderen Fenstern. Moreau stand auf, aber Clayton schüttelte den Kopf. Der Mann blieb stehen. Clayton zog den Vorhang etwas zur Seite und spähte auf die Straße. Er ging wieder zum Büro, Wallace kam ihm aus der anderen Richtung entgegen und stellte sich neben die Eingangstür. Nahm das Handy aus der Tasche und drehte sich zum Fenster, um noch einen Blick nach draußen zu werfen. Schlagartig verdunkelte sich die Welt. Er ließ das Handy fallen und warf sich im selben Moment nach links, als die Wand aufbrach und zerborstene Balken und Steine durch den Raum flogen. Es hörte sich an, als würde ein Zug zwischen Wald und Felsen entgleisen.

Im Loch tauchte die Schnauze von Daniels Pick-up auf, ein V-Schneepflug war vorne befestigt. Der Wagen erklomm den

Trümmerhaufen und überfuhr Moreau und Armstrong, deren Schutzwesten bereits mit Scherben gespickt waren. Der Pick-up raste weiter durchs Gebäude. Erst kurz vor Claytons Büro kam er zum Stehen und der Blechrahmen schepperte wie eine Kirchenglocke, als der Wagen in einem Nebel aus Mauerstaub und Dämmfasern anhielt.

Wallace King lag auf dem Boden, das rechte Bein zertrümmert und am Knie unnatürlich verdreht. Er schrie Claytons Namen. Daniel zwängte sich durch das zerborstene Fahrerfenster. Er passte kaum durch den verzogenen Rahmen, geriet ins Rutschen und musste sich auf einem Holzbalken aus der ehemaligen Wandverkleidung abstützen. Dann kam er langsam hoch, die Nase gebrochen, ein breiter Schnitt quer über ihrem Rücken, Blut in seinem Mund, in den Bartstoppeln. Rohes Fleisch auf seiner Stirn, Abschürfungen an Knöcheln und Ellbogen. Er spuckte dreckigen Schleim auf den Boden, drehte sich um und sah, wie Clayton, eine rote Spur hinter sich herziehend, in Richtung Büro davonkroch. Daniel hinkte zu den beiden überfahrenen Männern, konnte im Chaos aus Trümmern, Stofffetzen und Fleisch aber nicht erkennen, welche Waffen sie bei sich hatten. Er stieß einen lauten Schrei aus, stolperte hinter Clayton her, bekam ihn vor der Bürotür zu fassen und drehte ihn auf den Rücken. Packte ihn mit beiden Händen an der Kehle und drückte zu. Claytons Gesicht lief dunkelrot an, er versuchte, sich aus dem Würgegriff zu befreien, und langte mit einer Hand nach seinem Gürtel. Als die Hand wieder hochkam, stieß Daniel sie weg. Clayton feuerte zweimal in den Deckenputz. Daniel rammte die Stirn gegen Claytons Kiefer und setzte den Benommenen mit dem Rücken an die Tür.

Daniel richtete sich auf und sog Luft durch die blutigen Zähne. Claytons Pistole war hinter den Tresen geflogen. Er beugte sich zu dem Mann runter. Ein Schuss knallte. Putz regnete auf Daniels

Schultern, seinen Nacken. Er stürzte sich auf Clayton und drehte sich mit ihm, bis dieser breitbeinig vor ihm saß. Daniel schlang den rechten Arm um Claytons Hals und packte mit seiner Hand die eigene linke Schulter, um sich zu stabilisieren. Er kam hoch und schleifte Clayton rückwärts ins Büro, während der Verletzte um sich trat und spuckte.

»Wallace«, schrie Daniel.

Eine weitere Kugel zischte durch die Luft und riss etwas von einer Wand in der Bar. Daniel schleifte Clayton noch ein Stück weiter und als er den Griff lockerte, waren Daniels Jeans und Shirt nass. Er zog das Shirt hoch und untersuchte seinen Bauch auf Verletzungen. Hockte sich hin und ließ Clayton los, sodass dieser auf dem harten Boden aufschlug. Unter dem Körper des Mannes bildete sich sofort eine rote Lache. Daniel zog Claytons Hemd hoch und sah ein Stück von einem Stuhlbein, das sich durch die rechte Rumpfseite gebohrt hatte und an der Austrittsstelle zersplittert war. In Claytons blutdurchtränktem Lederholster steckte ein Revolver, Daniel zog ihn raus und wischte ihn am Ärmel ab. Er hatte keine Ahnung, ob die Waffe noch funktionierte. Nahm sie trotzdem mit. Ging mit erhobenem Revolver in die Bar. Wallace schoss erneut und traf den Spiegel hinter dem Tresen und beim nächsten Schuss hörte man zwar das Klacken des Abzugs, aber es kam keine Kugel. Während Wallace den Schlitten seiner Pistole nach hinten zog, um die eingeklemmte Patrone zu entfernen, verließ Daniel seine Deckung. Den Revolver in beiden Händen, zielte Daniel auf Wallace und schoss. Holz und Putz flogen durch die Luft, die Fensterscheibe über Wallaces Kopf zersplitterte. Daniels vorletzte Patrone zog eine Furche über Wallaces rechte Schulter, Wallace ließ die Pistole schreiend fallen und hielt sich die Wunde mit der linken Hand. Daniel drückte den Abzug, aber die Trommel drehte sich mit einer leeren Hülse im Patronenlager. Er warf den Revolver in Wallaces Richtung, marschierte zu dem Mann, schob die ladegehemmte Pistole mit dem Fuß weg und steckte sie ein. Er ging in die Knie, um sich das zertrümmerte Bein und die getroffene Schulter anzusehen. Schaute Wallace in die Augen, stand auf und trat ihm ins Gesicht. Die Augen des großen Mannes rollten nach hinten, und er knallte auf den Teppich. Daniel ließ ihn liegen und ging durch Schutt und Trümmer zum Büro zurück.

Daniel zog Clayton vom Boden hoch, schleifte ihn zum Ledersessel und ließ ihn schwer darauf fallen. Der Mann stöhnte und schaute aus glasigen Augen zu Daniel hoch. Die Farbe war aus seinem Gesicht gewichen, am Haaransatz bildete sich Schweiß und lief ihm über die kantigen Wangen.

»Wusstest du davon?«, fragte Daniel.

Clayton schüttelte den Kopf.

»Nein.«

»Wo ist er?«

»Draußen, beim Haus am See. Wartet auf uns. Mit allen Waffen der Welt.«

Daniel schaute ihn einen Moment lang nur an. Dann ging er in den Nebenraum und drückte auf den Lichtschalter. Er warf das Feldbett um, schob einen kleinen Schrank beiseite und legte die Tür von Claytons Tresor frei, dessen Stahlgehäuse in die Wand eingemauert war. Kehrte ins Büro zurück.

»Aufmachen«, sagte er.

Clayton rührte sich nicht. Daniel zerrte ihn aus dem Sessel und schleifte ihn ins andere Zimmer. Dort setzte er den blutenden Mann vor den Tresor und wartete. Clayton streckte eine zitternde Hand aus und drehte am Zahlenschloss. Als er die Kombination eingegeben hatte, zog er am Griff und die Tür sprang auf. Daniel schleifte ihn zum Sessel zurück. Clayton sackte auf das Lederpolster und schaute an die Decke. In Daniels Augen.

»Ist nicht nur mein Geld«, sagte er. »Über mir stehen andere, und die werden sich ihren Teil zurückholen.«

»Du hast dem Typen gesagt, er soll mein Schweißgerät klauen. Damit ich weiter für dich arbeite«, sagte Daniel. »Tippe mal, er ist irgendwo da draußen begraben. Ohne Trauerfeier und Grabstein.«

»Ich hab mich all die Jahre um dich gekümmert.«

Daniel ließ das kalt.

»Ich kenn dich, seit du klein warst. Kannte deinen Vater. Ich hätte Sarah niemals was getan. Oder Madelyn«, sagte Clayton. »Ist das Mädchen in Sicherheit?«

Als Daniel ihren Namen hörte, hätte ihn beinahe die Kraft verlassen. Seine Hände zitterten, und er stieß die rechte Faust fest in die linke Handfläche. Er atmete schwer. Ein Schmerzenslaut drang durch seine Zähne. Blut lief aus der kaputten Nase. Daniel musste sich hinhocken, weil ihm sonst die Beine weggesackt wären. Er zog Clayton am Stoff seines Hemds zu sich und drückte die Stirn gegen Claytons. Schüttelte ihn. Clayton versuchte, Daniels Gesicht wegzuschieben. Daniel hustete und ließ den Mann los, auf dessen Stirn jetzt ein rotes Mal prangte. Zog einen Stift aus der Brusttasche des Verletzten, schaffte es, wieder hochzukommen, und schob sich den Stift tief in die Nase. Drückte mit dem Daumen fest auf den Nasenflügel und richtete den Knochen. Schrie einmal laut auf und warf den Stift weg. Blinzelte und wischte sich übers Gesicht, bis er Clayton wieder deutlich sehen konnte.

»Er tanzt nach deiner Pfeife«, sagte er.

Claytons Augen rollten kurz nach oben. Daniel holte Wallaces Pistole aus der Jeanstasche und zog den Schlitten zurück. Im

Patronenlager noch eine Kugel, er nahm sie raus und blies in die Rille, schaute noch einen Moment lang auf die Waffe, bevor er die Patrone wieder einlegte und den Schlitten nach vorne schob. Er hielt Clayton die Pistole an die Stirn.

»Wir sehen uns später«, sagte er.

Der Mann machte die Augen nicht zu. Daniel schoss.

Er durchsuchte Wallaces Taschen nach dem Autoschlüssel, als der große Mann sich plötzlich rührte und den Kopf zu heben versuchte. Daniel drehte ihn auf den Rücken. Wallace heulte auf und krallte die Hände in den Stoff seines Hemds. Langte dann in die Innentasche seiner Jacke, zog einen Schlüsselring und den Kokainbehälter raus. Daniel nahm ihm die Schlüssel ab und schaute zu, wie Wallace den Behälter aufschraubte und an ein Nasenloch hielt. Wallace schnupfte und hustete Blut.

»Clayton?«, fragte er.

»Ist tot.«

Wallace starrte zur Decke hoch.

»Hat er lange gelitten?«

»Nein.«

»Werde ich lange leiden?«

Vierundvierzig

Daniel hielt am Rand der unbefestigten Straße und stieg aus. In der Ferne schmutzige, aufgewühlte Wolken. Doch dort, wo der Wagen stand, sangen die Vögel noch im sterbenden Tageslicht, und am klaren Abendhimmel leuchteten ein paar längst erloschene Sterne. Als sich Augenblicke später die Dunkelheit senkte, ging Daniel zum Kofferraum und hämmerte zweimal mit der Faust darauf. Steckte den Schlüssel ins Schloss und öffnete die Klappe. Wallace lag da, Augen geschlossen, Knie an die Brust gezogen, das behelfsmäßig geschiente Bein grässlich blau verfärbt. Daniel legte die Finger auf den Nacken des großen Mannes. Schlug ihm fest auf die Wange.

Wallace riss die Augen auf.

»Wo sind wir?«, fragte er.

»Das weißt du verdammt genau.«

Wallace versuchte auszusteigen. Daniel half ihm und schob ihn auf die hintere Stoßstange. Der Wagen sackte ein paar Zentimeter nach unten. Wallace suchte in seiner Hosentasche nach dem Koks und den Schmerztabletten. Nahm von beidem vermutlich zu viel. Daniel hatte keine Ahnung, was er sich während der Fahrt schon eingeworfen hatte.

»Wenn du versuchst wegzulaufen, wirst du nicht weit kommen«, sagte er.

Wallace schüttelte den Kopf.

»Ich bin nicht dein Feind.«

»Fick dich.«

»Bevor ich zugelassen hätte, dass er so was tut, hätte ich ihm das Scheißherz rausgerissen«, sagte Wallace. »Das musst du doch wissen.«

Auf der Straße war es inzwischen stockdunkel. Daniel packte Wallaces zertrümmertes Knie und drückte zu. Der große Mann schrie und biss die Zähne zusammen. Daniel ließ das Knie los. Wallace sackte nach vorne und kam, nach Atem ringend, wieder hoch. Daniel ließ ihm einen Moment Zeit, bevor er die Arme unter seine Achseln schob und ihn von der Stoßstange hievte. Er schleifte ihn zur Fahrerseite und stieß ihn auf den Sitz. Wallace nahm noch einen Hit aus dem kleinen Behälter und versuchte, seinen Atem zu beruhigen. Daniel machte die Tür zu und ging durch die Schwärze zwischen den Kiefern zur anderen Autoseite.

»Du bist sicher, er ist alleine?«, fragte er.

»Ganz sicher«, sagte Wallace.

Tarbell stand bei weit geöffneter Tür vor der Toilette im ersten Stock und pisste in die Schüssel. Seine Schrotflinte lag auf dem Waschbecken. Als er seinen Schwanz abschüttelte, hörte er das leise Dröhnen eines Automotors. Er schlich mit der Waffe durch den Flur und drückte sich neben dem Fenster an die Wand. Schaute kurz raus und sah Claytons schwarzen Cadillac die Einfahrt runterkommen. Flutlichter leuchteten das Gelände aus, aber hinter der getönten Windschutzscheibe des Wagens konnte Tarbell nichts erkennen. Das Auto machte einen Schlenker nach rechts und hielt, Fahrerseite zum Haus. Das Fenster glitt nach unten, und dort saß Wallace King. Sein Blick wanderte an den Vorderfenstern des Hauses entlang, als er Tarbell entdeckte, schaute er zu ihm hoch. Er hob eine Hand, Tarbell nickte.

Tarbell blieb einen Augenblick stehen und ging dann durch den Flur zurück. Kam auf dem Weg nach unten an Claytons Arbeitszimmer vorbei. Im Erdgeschoss ging er zu jedem der vorderen Fenster und öffnete den Vorhang einen Spaltbreit. Spähte in sämtliche Winkel der Veranda. Draußen war niemand. Er entsicherte den Panzerriegel der Haustür und schloss auf. Öffnete die Tür wenige Zentimeter. Das Fliegengitter ließ er geschlossen, blickte nur durch den engmaschigen Draht. Wallace schaute ihn aus kalten Augen an. Tarbell winkte mit der Schrotflinte, aber Wallace rührte sich nicht. Clayton war nicht bei ihm. Tarbell suchte das Gelände mit den Augen ab und machte die Tür wieder zu.

Er war auf halber Treppe, als etwas mit lautem Krach durch eines der vergitterten Fenster flog. Beim Aufprall auf die Bodenbretter hörte man das Windspielklirren von Glas. Im Sekundenbruchteil war die Eingangshalle vom beißenden Gestank brennenden Holzes erfüllt. Tarbell sah dunkelgrauen Rauch von der Wandverkleidung aufzüngeln, hinter den Vorhängen ein tanzendes Licht. Er rannte zur Waffenkammer. Als er den oberen Treppenabsatz erreichte, hörte er unten auf den Stufen schwere Schritte. Im Umdrehen riss er die Flinte hoch.

Daniel war aber bereits über ihm, packte den Flintenlauf mit einer Hand, während er Tarbell mit der anderen gegen die Wand neben der Toilettentür drückte. Die Flinte prallte auf Putz, Tarbell konnte sie mit der einen Hand nicht halten, er kam nicht an den Abzug und plötzlich war die Waffe weg. Der Blonde stach Daniel einen Finger ins Auge und versuchte, ihn abzuschütteln. Daniel packte den Kopf des kleineren Mannes und rammte ihn gegen den Türrahmen, ließ ihn los und stieß ihm den linken Ellbogen mit voller Wucht gegen die Stirn. Ein Knochen im Gesicht gab nach, und der Blonde ging in die Knie. Über einer Augenbraue klaffte ein tiefer Riss, Blut strömte raus, und das Lid blinzelte wie verrückt gegen das sich sammelnde Rot an. Daniel packte den Blonden im Nacken und schleifte ihn ins Bad. Schleuderte den Mann nach links, zog ihn wieder hoch und rammte seinen Kopf gegen das Waschbecken. Ein halbmondförmiges Stück Porzellan brach ab und fiel mit Tarbell auf den Boden.

Daniel schlug wieder und wieder auf den Mann ein. Tarbell wehrte ihn nicht mal mit dem gesunden Arm ab. Der Blonde ließ die Hand nach unten wandern, hielt plötzlich das Jagdmesser, kam hoch und stieß es Daniel auf Höhe der Achsel tief in die linke Seite. Daniel ließ von ihm ab und taumelte in den Flur. Trat auf den Lauf der Flinte, sah die Waffe und hob sie auf. Blickte an seinem linken Arm runter und versuchte, Finger und Unterarm zu bewegen.

Das Messer in der rechten Hand, stand Tarbell im Türrahmen, ein Stück seiner Kopfhaut war nach hinten gerutscht wie halb skalpiert. Eine Augenhöhle war gebrochen, das Auge hing tiefer als das andere. Er ging mit dem Messer auf Daniel los. Daniel packte den Schaft der Flinte, spannte beide Hähne beim Hochreißen mit dem Daumen und drückte den Abzug. Tarbell war nicht mehr da. Daniel wollte ihm ins Bad folgen und blieb auf der Schwelle stehen. Der Mann lag neben der Toilette. Auf der getroffenen Seite fehlte ein Stück seines Arms und der Schulter.

Daniel lehnte sich schwer gegen den Türrahmen. Richtete sich langsam auf und ging rein. Kniete sich hin und suchte in den Taschen des Mannes nach Patronen. Tarbell lag im Sterben und spuckte dicken, roten Schleim in Daniels Richtung. Eine einsame, leere Seele, die sich gegen die letzte Reise sträubte. Daniel kam wieder hoch, knickte den Lauf der Flinte ab und lud nach. Er stand über dem Mann und zielte auf dessen Gesicht. Die Waffe bäumte sich auf, spie Feuer, Tarbells Kopf flog auseinander und besudelte die Wände mit roter Farbe.

Daniel stand vor der Leiche, bis das Feuer auf den ersten Stock übergriff und Flammen am Fenster auf der anderen Flurseite leckten. Er ließ die Flinte fallen. Stolperte die Treppe runter und sah, dass die gesamte Vorderfront des Hauses brannte. In einem Abstellraum im hinteren Teil explodierte etwas, und der Fußboden fing Feuer. Daniel hielt sich eine Hand vor den Mund und hinkte durch den Flur zu einem Seiteneingang. Draußen musste er eine kleine Anhöhe überwinden, um zum Parkplatz zu gelangen. Aus der Ferne sah er, dass Wallace auf dem Vordersitz des Wagens zusammengesackt war und sein Kopf merkwürdig verdreht aus dem Fenster hing. Daniel schlug die andere Richtung ein, an der Ostseite des Hauses vorbei und den Abhang zum Ufer runter.

Seine Füße rutschten im Gras aus, während es immer weiter bergab ging. Auf der linken Seite waren seine Sachen schon völlig durchtränkt. Blut sammelte sich warm in seinem Schuh. Torkelnd erreichte er den Anleger. Am Ende des Stegs angekommen legte er sich hin, die Füße in Richtung des brennenden Hauses. Die hintere Veranda stand in Flammen. Hinter den geplatzten Fenstern der seeseitigen Zimmer brannte es. Aus dem Dachstuhl drang Rauch.

Die Stützpfosten der Veranda gaben nach, und Daniel sah, wie der Vorbau in sich zusammenfiel und Feuer auf den Weg spuckte. Das Atmen fiel ihm schwer, sein Herz schlug viel zu schnell. Die Bohlen unter ihm waren durchtränkt von seinem Blut, das nun schwer ins kalte Wasser tropfte und sich in der dunklen Tiefe auflöste. Der Widerschein des Feuers tanzte auf dem See und wirbelte seltsame Farben unter der Oberfläche auf. Von der Hitze brannte Daniels Haut, und er langte mit dem unversehrten Arm nach unten, schöpfte Wasser und benetzte das Gesicht. Er zitterte unkontrolliert, während er zusah, wie das Haus sein Dach abwarf und sich langsam zur Seite neigte.

Und dort, schwer verletzt, in seinem eigenen Blut liegend, fing Daniel an zu weinen. Er konnte die Tränen nicht stoppen. Das Weinen schüttelte ihn so heftig, dass er nichts mehr sehen konnte und lange brauchte, um sich eine Hand auf den Mund zu legen und die aus ihm dringenden Geräusche zum Verstummen zu bringen. Er wischte sich die Augen. Dachte, er würde sterben. Dass er seine Tochter niemals wiedersehen würde. Er dachte, er würde sterben, aber noch war er nicht tot. Und sie auch nicht.

Er schaute zum Himmel, verlagerte das Gewicht und jaulte auf. Rutschte vor und zurück, drückte den Kopf auf die Bohlen. Biss die Zähne fest zusammen. Und stand auf.

Fünfundvierzig

Das Haus brannte weiter, während die Feuerwehrleute mit Schläuchen zum See rannten und Wasser pumpten. Constable Smith stand neben der Leiche von Wallace King und schaute zu, wie die Männer die Flammen löschten. Wallace trug kein Hemd mehr. Einer von Smiths Leuten wäre beinahe in den abgesperrten Bereich getrampelt, der Constable packte den Mann am Kragen und schob ihn weg. Smith kehrte zurück und blickte auf den Toten. Er kannte ihn vom Sehen, wusste, wo er geboren war, wo er wohnte. Ein zweiter Polizist kam hinzu.

»Wir haben den Wagen gefunden«, sagte er.

»Wo?«

»Country Road Six, kurz vor der Stadt.«

»Sie bleiben bei Wallace.«

»Verstanden.«

Der Wagen stand auf einem Feld, im Unterboden hatte sich Stacheldraht verfangen und war mitgeschleift worden. Im scharfkantigen Draht Reste von Gestrüpp. Die Reifen waren zerstochen und platt bis auf die Felgen. Der Motor lief noch, aus dem Auspuff stieg eine dünne Rauchfahne hoch. Hinter dem Wagen wanderte ein Stier umher, dickhornig und riesenschädlig. Das Tier kam zum Auto, schnaubte und beobachtete den Constable aus schwarzen Augen. Der Constable blieb stehen und schaute den Stier an. Er zog die Pistole aus dem Holster und hielt sie seitlich. Der Stier stapfte weiter, und Smith ging mit entsicherter Waffe zum Auto. Drei Cops folgten ihm.

Der Constable näherte sich der Fahrerseite von hinten, aber durch die getönten Scheiben konnte er im Inneren nichts erkennen.

Die anderen Cops richteten ihre Waffen auf das Fahrzeug und zischten Smith zu, er solle vorsichtig sein. Constable Smith ging ruhig zur Fahrertür und klopfte mit dem Lauf seiner Waffe gegen die Scheibe. Drückte den Griff der Tür. Sie sprang auf. Der Constable zögerte eine Sekunde, dann zog er sie ganz auf.

Das Kinn auf der Brust, saß Daniel vollkommen reglos da. Eine seiner riesigen Hände steckte im Lenkrad. Narben auf der Haut. Der Constable legte zwei Finger seitlich auf Daniels breiten Hals. Eiskalt. Er hielt den Handrücken über Daniels Mund und Nase. Sekunden später zog er die Hand weg. Ging in die Hocke, um sich den Mann genauer anzusehen. Das Leder auf dem Sitz war blutdurchtränkt. Daniel hatte das Hemd von Wallace King als Druckverband um seinen linken Oberarm geschlungen und mit dem eigenen Gürtel festgezogen. An seinen Schuhen klebte eine dicke Schicht Schlamm. Der Constable berührte Jeans und Hemdkragen des Mannes. Bis auf den Verband triefte alles vor Nässe. Die anderen Cops standen jetzt hinter ihm, und einer nach dem anderen steckte die Pistole zurück ins Holster.

»Der ist schon lange tot«, sagte einer.

Constable Smith nickte und kam langsam hoch.

»Erschossen?«, fragte ein anderer Cop.

»Glaub ich nicht«, sagte Smith.

Der Constable befahl einem der Cops, das Revier zu informieren, und schickte alle die Straße runter, um den Besitzer der Farm abzufangen, der in seinem Pick-up angefahren kam. Der Farmer stieg in Jeans und Unterhemd aus und wollte sich Daniels Wagen näher besehen, aber die Cops hielten ihn kurz davor an, sodass er die Schäden auf seinem Land nicht sah. Sie lotsten ihn vom Tatort weg. Constable Smith blickte ihnen hinterher. Spuren von Rot an seinen Fingern, er wischte sie an der Hose ab. Er stützte die Ellbogen auf das Dach des Autowracks. Schaute über die Felder und weiter in Richtung Stadt. Straßenlampen, die auf dem Hinweg noch gebrannt hatten, waren erloschen. In einem Tal im Osten das Geräusch schwerer Maschinen, leises Dröhnen von Truck-Motoren. In den nahen Häusern waren hier und da Lichter angegangen. Andere lagen noch im Dunkeln. In den Häusern der Stadt schlafende Seelen und solche, die wenig oder gar nicht schliefen. Vor dem sich aufhellenden Himmel sah er dünne Rauchsäulen einzelner Kaminfeuer aufsteigen.

Kurz darauf nahm der Constable die Arme vom Wagendach. Kam noch einmal auf ein Knie. Schaute zu Daniels Gesicht hoch und stieß den Atem laut aus. Die Augen des Mannes waren geschlossen, darüber war er froh. Er sah Metall aufblitzen und streckte die Hand zum Hals des Toten aus. Seine Fingerkuppen trafen auf das kalte Band einer zerbrochenen Silberkette. Bei der Berührung rutschte die Kette vom Hals des Toten, aber Smith fing sie auf. Zog sie ganz runter und ließ die Kettenglieder langsam in seine Hand gleiten. Einen Augenblick lang starrte er sie an. Dann steckte er die Kette mit dem Kreuz in seine Brusttasche und stand auf.

Dank

Ohne die Unterstützung meiner Familie in Kanada und England, vor allem aber die meiner Mutter, meines Vaters und meines Bruders, hätte ich dieses Buch niemals schreiben können. Ihnen ist alles zu verdanken, was auf diesen Seiten von Belang ist. Genauso wie auf jeder Seite und in jeder Zeile, die ich jemals geschrieben habe und schreiben werde.

Mein Lektor John Metcalf hat dieses Buch über viele Jahre betreut und mit seinem scharfen Blick geholfen, meine Arbeit in eine wesentlich dynamischere Richtung zu lenken. Der wichtigste Moment in meiner bisherigen Karriere als Schriftsteller war sicherlich derjenige, als Metcalf in einer Zeitschrift eine meiner Storys entdeckte, mich anrief und mir ein paar Zeilen dazu schrieb. Ohne ihn würde ich heute vielleicht irgendwo stehen, aber es wäre sicherlich nichts annähernd Gutes dabei herausgekommen. Auch wenn ich es schon oft gesagt habe, entspricht es immer noch der Wahrheit, dass John Metcalf und Biblioasis mein Leben verändert haben. Die Mitarbeiter von Biblioasis, Dan, Chris, Natalie, Meghan, Casey und viele andere, setzen sich seit Langem für meine Arbeit ein, und als Verlag sind sie das einzig Wahre. Vielen Dank euch allen.

Herzlich bedanken möchte ich mich auch bei den Schriftstellern, die mich bei diesem Buch und beim Schreiben generell unterstützt haben. An erster Stelle bei John Irving, der sich mit seinem beträchtlichen literarischen Gewicht hinter meine beiden Bücher gestellt hat, sei es, dass er mich in einem Interview erwähnt oder sich positiv zu meinen Geschichten geäußert hat. Auch hat er mir wertvolle Tipps gegeben, wie ich es anstellen kann, mir auf diese Art den Lebensunterhalt zu verdienen. Ich bin stolz, ihn einen Freund nennen zu dürfen. Äußerst dankbar bin ich auch für die Unterstützung, die ich in jüngster Zeit von Donald Ray Pollock, einem meiner Lieblingsautoren, erfahren habe, aber auch von Waubgeshig Rice, der darauf geachtet hat, dass Landschaft und Jiu-Jitsu richtig dargestellt sind. Vielen Dank auch an alle Literaturfans in Toronto und anderswo, die meine Sachen über die Jahre gelesen und unterstützt haben.

Gefördert wurde die Arbeit an dem Buch durch das Canada Council for the Arts, das Toronto Arts Council und das Ontario Arts Council. Ohne diese Förderungen hätte ich wohl unter einer Brücke schlafen müssen. Vielen Dank, dass Sie mir die Chance gegeben haben, Bücher zu schreiben, und ich nicht aufhören musste und mich stattdessen mit dem Gesicht nach unten auf den Boden gelegt und nur noch Enya gehört habe.

Zu guter Letzt möchte ich mich bei meinen Vorablesern bedanken, die mir auf die Sprünge geholfen haben, unter anderem bei Jenna Illies und Naben Ruthnum, besonders aber bei Kris Bertin. Ohne ihre wertvollen Tipps und Anregungen hielten Sie jetzt ein völlig anderes Buch in den Händen. In den vielen Jahren, in denen ich es geschrieben und überarbeitet habe, war mir ihre Meinung sehr wichtig, um mir ehrlich einzugestehen, wie gut das Buch war und wie gut es am Ende werden konnte.

Herzlichen Dank auch an Jenna, die mir über all die Monate so viel Geduld entgegengebracht hat. Ich hätte nie damit gerechnet, jemanden wie dich kennenzulernen, und bin sehr, sehr froh, dass du da bist.